U0217512

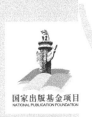

国家出版基金项目
NATIONAL PUBLICATION FOUNDATION

『十三五』国家重点出版物出版规划项目

国家出版基金资助项目

土单验方卷 6 （中）

新中国
地方中草药
文献研究

（1949—1979年）

张瑞贤　张　卫

刘更生　蒋力生

主编

SPM
南方出版传媒
广东科技出版社
北京科学技术出版社

目　录

中草药单方验方

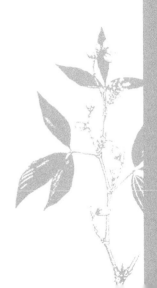

提　要

作者不详。

摘录于 1969 年 11 月。共 124 页，其中目录 1 页，正文 118 页，说明 2 页，插页 3 页。纸质封面，平装本，抄本。

作者将收集到的中草药单方、验方资料摘抄成册，形成了这本《中草药单方验方》。本书材料来源为：①解放军六四一三部队卫生科、无文县、江阴县合编的《祖国医药手册》中"祖国医药验方简编"部分；②江苏省卫生局民间验方中草药展览会上的资料摘抄；③马鞍山市民卫小组、南京一三二部队卫生队编《新针疗法合编》中"验方中草药"部分。

本书按照疾病科别排列，分为传染病、内科、外科、妇科、儿科、五官科等。各科下列疾病数种，每种疾病后出方几个，甚至十几个。每方下依次介绍其组成、用法、适应证等，部分方剂后附有临证加减。本书所载处方大多数为来自民间的土方、验方，所以没有方名，仅以序列号依次标注。

本书药物计量单位采用旧市制，即 1 斤等于 16 两。

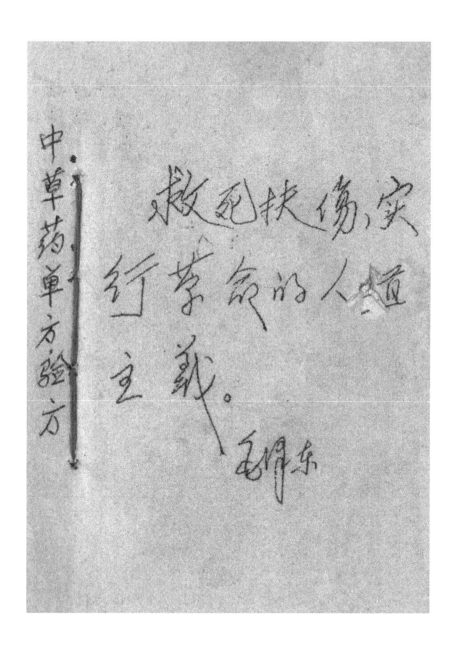

1949
新 中 国
地方中草药
文 献 研 究
(1949—1979年)
1979

目 录

04

传染病

感冒

1. 验方：鲜生姜 4 片、连须葱头 5-7 根。

用法：水大半碗，煎汤频服，每日二次。

此方适用于风寒感冒。

2. 验方：马鞭草 1.5两、羌活 0.5两、青蒿 1两。

用法：加水煎服，或研着粗末水煎和皮趁热做成感冒茶，温泡加水服，每日2-3次。

如无羌流，①咽痛时加桔梗 5 钱。②用荆芥 0.5两。③用(鲜)紫苏 1.5两。

3. 验方：(鲜)紫苏 1.5两，加生姜、红糖煨水喝，服二三次即愈。

1

1949
新 中 国
地方中草药
文 献 研 究
(1949—1979年)
1979

流行性感冒.

霜方：羌活5线，板三根
男。

用法：水煎，每日一剂二、
服之 小儿减半。

茶治：解表收通、汗、清热解流行
小兒呼吸很月，感染、荒荒搭成流授5清热
上、萧线有5所每、水加做清
哥有5所包状块、如咽痛、加麦门3—5线。
芥菜、末，加

用法：轻者取二、三块煎服之、
重者取五、六块煎服之，每日
四次。

句 喉蛾乳效果
1、霜方：鲜土牛夕根7—10株排体
人交半果、酒不大（对慢性扁桃体
2.

用法：将牛夕根捣烂，用布色挤汁，与人乳混合和匀，滴入鼻内，每日3-4次。（孕妇不能用，用嫩头及叶同效）滴后吐痰涎，隔5-6小时再滴。

2、猪胆汁拌和干豆为丸，如豌豆大，每次服3-5粒、一日三次，连服七、八天。

喉痛方：鲜辣蓼草（荔枝草）一把，加明矾少许，捶烂布色取汁，每服一勺，日服2次，连服二三天。

百日咳

1震方：猪胆汁，豆粉适量，
用法：以上二药拌和，捻丸如豌豆大，每日服3-5粒，每日3次，连服7-8天。

2、麦芽粉如鸡蛋大。

3

1949

新 中 国
地 方 中 草 药
文 献 研 究
(1949—1979年)

1979

用法：将麦芽菜放碗内、
水燉化，分数次服。亦又将
麦芽菜放豆油灯烧至焦黑内
服之。

3. 复方：（鲜）鱼腥草2两
（全草）、绿豆4两，冰糖少
许，煎水内服，每日一次，
连服3-4天。

流行性腮腺炎（痄腮）

1. 复方：蚌料（俗称癞蛤
蟆子）1斤，冰片1钱。

将上二物同放瓶内，宋
约3-4天，蚌料化为水，
纱布过滤去渣，用此水涂
患处，日3-4次，连涂2-
天。

2. 复方：板兰根2两。

煎水 100CC 分三次服，
日一剂。

4

3.复方：芙蓉叶1两。
研成细末、用水、醋或麻油调敷患处。

细菌性痢疾
1.复方：鲜乌桕草根（即乌桕）2-4两、除去红皮、捣烂煎汤服、日2次、连服3天。

2.复方：鲜马齿苋2两、大蒜头3-5枚、红糖适量、煎汤服、日服2次、连服2-3天。

3.复方：菱壳20只、用水煎半小碗、糖服、日2次、服2天。

4.复方：辣蓼1两、地锦草1两、煎水200CC、分2次服、每日一剂。
如患者发烧、加葛根5钱、青蒿1两研细末、加麦麸5

1949

新 中 国
地 方 中 草 药
文 献 研 究
(1949—1979年)

1979

水调和为饼、每块3~5钱
轻症用3~4块，重服，
症5~6块，日服2~4次

5. 复方：大蒜5钱，雄黄
分，淀粉适量，共捣烂
搓成药丸（10~12粒），每
服4~6粒，日服2次。
①此方按上述比例（不
淀粉）捣烂后，加生理盐
水100CC，浸置24小时，
滤去渣，所得滤液又作灌
肠用，日灌2次，重症3
次，周岁内婴孩每次50C
②小孩不宜服丸剂。

慢性肝炎
1. 复方：石打穿2~4月，红
粉2月，煎水200CC，分
2次服，日服1剂。
2. 蒲公英1月，荆大蓟，3×
6

土伏苓5х、菌陈5х、秦皮5х至1用，加水煎服，每日一剂。

此方治急性发作或无见黄疸者。

3、鲜菌类1二斤，水煎加新鲜青，每日3次，用3次。

急性传染性黄疸型肝炎

1、右打笋2-4用、菌陈1-2用、糯稻根2用，煎水200cc，分2次服，日服1剂。

2、明矾、青黛各等分，研成细末（胶囊装），每服3分，日2-3次。

疟疾

1、鲜心榆根（烧净）3-4用，煎水于疟发前2时温服。

2、疟草（野菊花）鲜叶1-2庄7

1949

新 中 国
地 方 中 草 药
文 献 研 究
(1949—1979年)

1979

揉烂，于疮炎前1-2小生。
塞鼻，2小时后取用同
3、鲜马鞭草适量。用己
4、鲜仙鹤草适量。
5、大蒜辦辛捣烂于发前
肉关穴上。
6、斑蝥一只，捣碎，于
一天晚上贴用
5、6两方刺痛不入口。
感或毒不

内 科

哮喘

1 癞蛤蟆一只，
蛤蟆口中
口存
放中每次时刚
椒枣分服
7-8
用日量
斯色诚。

8

2. 蚯蚓（鼻涕虫）7~9条、
白茯苓3钱，捣烂晒干研
末。用以麻黄（去节）2
钱煎汤拌入药末为丸，晒
干，每服5分，日3次、
连服7~10天。

3 把炒熟的蚕豆放在自己尿
中浸泡，吸其尿被吸收后
服用、日3次，连服一月
左右。3~5岁每次3~5次
6~10岁每次一月，10岁以
上1月~1.5月。

肺脉病（耳聋病）

1. 芫荆根（民叶树）（耳聋病）
洗净、捣碎，以水和煎至3
斤，去渣，分3次服完，
一日服之。
注：忌食麻辣等刺激物及

1949
新　中　国
地方中草药
文　献　研　究
（1949—1979年）
1979

臭囟一而天。

2. 鱼腥草（全草）3-5棵煎汤内服、服时冲入陈服囟一盏，一日2次，一15日。

3. 金荞麦根（铁甲开）2斤，草草金绥银开）CC，分2次服，日服一两斤，煎水一

4. 桔梗4刃，红花1斤，仁8钱、鱼腥草1钱，把丁8钱。

期成断剂，约450CC，服100CC，每日3次。

5. 大蓟根：小把，猪肺1陈芥菜囟，大蓟根与猪药吃同大蓟，不放盐、枣药吃肺及汤，隔3-4天吃每次一只，初服时脓疾

10

时润饮，吐幸煎，不次食，我白碗陈苻菜角吃2-3只，少量食菜角2-3，根茶白水一碗陈苻服一般，至陈茶冲开水，连续服楠肺一般，多、健杯三斤。

6、白萝卜子2-3斤，皂角刺1小把枇杷叶15-20张（去毛）煎汤当茶饮，不限量，服1-2周。

7、肺结核方：金荞麦1.5斤，猪肉3斤，煨汤连眠一周，（痰中带血）猪肉三斤，左右。

8、商陆根一斤，连服一月左右。

骨蒸劳热解毒商陆根（全草）1-3棵，一日二次，连煎汤连服方易脁内服十天。七玉

1949

新 中 国
地方中草药
文 献 研 究
(1949—1979年)

1979

腹膜炎 统核方 核方 草童次 根(茎) (乌敛莓) 加块状

乌药 龙运二 草量次 菜盂疮 茎叶(草)4两 名细食有

消化 四洗溃 叶净溃发 鹅壳量钱服 草量斤 服3次 甘草研 草研次

消化道 白斤日开 此方对刹酸 蚌壳1.5钱服 单量斤 止痛 对刹酸、止痛

腹痛 芥二 菜子2两、研细末、以开水浸透

12

取、用搅拌末3或成
时复用、轮拱
热。碗、另加/面
蒸、吗一或、
此上；另
喘睛使水喷
可救匀上撒灸
干元冷了调尾蒜
，一待可麵用
大蒜大蒜暗敷小净外之

吗用敷平洗粉用
、硝处外，水蒸加
3、痛约等分大
芒蒜膜即3用暗敷
救钱左下皮掉有次
8分斤一手头都一敷
大患身都肠
蒜、芒痛吁鸣、
蒜、用腹
救，卵、
分匀右

止犬左气、
给水钟失13
硝加20不
所则分断

1949
新 中 国
地方中草药
文 献 研 究
(1949—1979年)
1979

持续30分钟、大约感适用
消入。

④对此亦亦适用于痛疾。

2. 薄荷 3钱，大枣 6枚，生
甘草 1钱，红花2钱，水
煎200CC，分2次服。日
一剂。

胆 囊 炎

1. 蒲公英 2钱、水服，日用
二次、每日一剂。

2. 明矾 1钱，郁金 2钱，滑
石 1钱，芒硝 1钱，共
研细末，每服 1钱，日三
次。（对结石有效）。

蛔虫病

苦楝根皮（剥去红皮）2
钱，水煎内服，日二次。

胆道 蛔虫病

14

丑各5分、槟榔3火、共研细末、分
白黄次
黑大三
二次吞服。

急性肾炎浮肿
车前皮1剂。
生姜每日一剂。

慢性肾炎水肿
（毛茛）5-6 煨姜去皮。共卯五个
车前草3火、益
子宫穴次发火、车前益苓3服、日
米车天3肾炎火、地丁，煎煮
内敷至明8花地丁，
性肾炎繁殖花
水200CC，分2次服，
一剂。

血　尿（原因不明）
1. 翼蓟根1剂、红枣五量，

1949

新 中 国
地 方 中 草 药
文 献 研 究
(1949—1979年)

1979

血水 100CC，分 2 次服，服一剂。

e. 半枝莲根 1 两。同法同上

乳癌

1. 大蓟 1两（飞廉）4 两、加水 2 碗、煎（每次煎 2 小时）、每服（每次）2 次。
② 服后注意休息，还有
③ 此方亦适用于淋疾、血淋，小便热痛
④ 此方亦适用于...1两、干品 2两、煎水 200CC、分 2 服、日一剂。

小便淋痛
凤尾草 1两、冰糖 5 钱、滚直的服、连服 2-3 天。
加水 1 次。

16

1. 葱白捶烂，麦麸各半分，同炒热，布包之，放下腹部揉之。
2. 灯草一把，陈葵花秸心4至5条，同放瓦烧成炭研末，分3次开水冲服，一日服完。
3. 小米葱头七一八个，加食盐一撮，醋适量，做并烘热，敷于腹下部约半小时。

白浊

1. 土牛膝3-4斤，煎水当茶饮，日3次，每次1小碗，连服5-6天。
   ①服后加糖蜜弄。
   ②孕妇忌服。
2. 飞蛾（土名大力王）4两，猪肉4两，煎汤内服，日

1949
新中国
地方中草药
文献研究
(1949—1979年)
1979

三 次。

此方又治白带、血崩、血淋、小便热痛有特效。

治淋（白带时用）
根7-8棵、蒲辫二只、汤内服。

四肢疫麻
晚婆娘藤浸泡调之。量服。

天节
1.

一烂用被，觉。水

……搪服多次，变得……下

……根腹，重次，一人好使不……

单根（紫荆）……八天服三……七天……

根一斤，烧灰，蜜酒调服，病使用时减……

单一斤中服第二次……第三，第三次……

蝉蜕酒次；第服药……

……勾入有汗①病②……

18

内服10日。

1. ……调之，白饮……每次，加……通草……煎服10日。

2. 鲜……服，……叶10次，……莲根3棵……煮用。

3. 葡萄……斤日已……萄肉……子浸次……子浸……草……煎水煮悦……

4. 葡萄……处，……葡萄子目……草次。

5. 鹤虱草叶又三剪，酒一斤，浸散目，每次服一小杯，日服三次，连服半个月。

6. 水蛭40条（不分大小）先用开水将蛭烫死，晒干……焙……，研成细末，过筛，去渣质，加酒四斤，浸泡3-5天，服时把药糟摇，日服3次，每次5×8……病重者可连服三付……

7. 瞌睡果……草（全草）种炮，加干子一小根，醋二……
男
19

1949
新 中 国
地 方 中 草 药
文 献 研 究
（1949—1979年）
1979

风周根（生林……
骨又梢小……
骨间他手……
顺二文株……

肌肉

筋骨：
1. 樟木肉锦春小
2. 锦春小
3. 椒地裁青中
4.

20

神经性头痛

全虫（蝎子），焙末，敷贴患处二次；
患虫二小扶服柙上，碰三天稳二次，
垂太阳穴上、看很。

神经麻痹

1. 鲜泊覆息穿神经麻痹石 敷患
打铅及男水看蒿，量，大量，意身葡醋 处。
根打长，直衡根捣煙
其自肉花角，加煙石，服。不意
周汤鱼龙服，连敷打开石钱患

2. 打山加处。

1949

新 中 国
地 方 中 草 药
文 献 研 究
(1949—1979年)

1979

外　科

外伤出血

1. 青老乌头夫郁都·纸伤（冷）、胸腩毛，那收止，从贮血桂烂。虎
夫郁用。

2. 浦名外蜂围

3. 蜂围

4. 栅桃

5.

丁均匀），晒干研佃末榜
入伤口处。

6. 天牛壳（姚瓦者）毛刷下
敷于伤口处又上血。

白蔹根·乌蔹莓（蓉叶）肿
捣烂加红糖敷患处，干则
换药，

此方对一比红肿坦痛的肿毒
肿毒均适用。

或用鲜乌蔹莓全草2-3
用解虫或红籽、鸡蛋调敷上
洗净疮石所好药。

1. 陈小粉（小麦加水，浸透
捣碎粉过滤）。放锅内炒至起烟尽
浆黄，色鱼此用。红肿以冷开水
研末少加些大葡粉调敷；肿处

23

1949
新 中 国
地方中草药
文 献 研 究
(1949—1979年)
1979

少肿痛敷患处，加此处，

以末破围，贮存2-3年有

红末围，疗效。②蚯蚓先 2斤、叶一

不敷。粉以此方已 末处最 离研痛鲜处

向调破陈（刀烧焦，敷围复盖 把石处，

色末均佳。蜞已未伤口，一和军汁敷痛

已 桑叶调敷后三次。喉鹅末破敷用。

2. 桑叶调敷后三次。

3. 鲜蛋状四

蚯蚓（烧焦，末围复盖

敷围，元伤口

喉鹅末破敷用。

注：收风，

蚕士制

天加许

24

4. 生南星与五倍子共用。生南星和五倍子共捣烂成细末，用冷开的水适量煮沸数滚加水适量摊贴患处成液冷。倒入煮沸用纱布花围。如患处已溃烂，选纱布相当敷药。如钟锤数用。（蜜膏小用过药。）

白蚤子共捣烂倒入蜜膏，大要角用叶，小同用过药。水蜜制处红疮例口，要用角口。

5. 水芙蓉研细泡性极细的嫩叶，生大黄各等分，麻……用水蜜调敷患处骨疼、疟疾、痄腮。

（发疹）

1. 元花1两，鸡蛋2只。先患处溃烂25。元花和后，鸡蛋加水再煮。元花煅黑、鸡蛋去壳食及，鸡蛋共煮约。元花煅……鸡蛋……

1949

新 中 国
地方中草药
文 献 研 究
(1949—1979年)

1979

註：不服汤。锻匠大便
过多者，另饮米汤加红糖
一碗又比。

2. 火蛇2-3条。加水一大碗
煮烂去渣，2次分服之，除去
日服完。或将^内脏研末二
炳成炭（有性）服之亦可。

此方流病多例，並未
服前显效。

3. 白蔹根4月，捣烂加油连周
蔹根外敷患处，每日一时。
每次不超过一小时。

无名肿毒

1. 山葡萄根1月，锦醋恶处
大粉连根各5刈、地加敷恶处
干则换药。共捣烂

26

2. 蒲公英根、紫花地丁各一撮，捣烂敷，同... 砂糖适量，用蜜。

3. 大蜘蛛5只，陈石上田螺4个，白矾同... 用刃、法... ）、炙大蓟，草... 地上捣烂敷。

4. 苧麻根2-3... 用... 用刃，捣2参... 适量（用... ）蜜。

5. 红金盏... 根草水煎... 各... 调... 共... 秘效... 大效之功。

6. 硼砂4... 川椒粉2... 用凡士林上... 匀、上... 凡士林... 把... 处... 溃烂... 此方适用于前... 即... 患... 的例... 疮... 马猴草（疮草）4-5棵，血汤内服，连服3-5天。

27

1949
新 中 国
地方中草药
文 献 研 究
(1949—1979年)
1979

牙痛

1. 毛茛布叶叶捣药菜〔捣放掉汁叶菜捣同侧隔3-5分钟滴一次。睡烂于嘴一大匕，虫色取汁，布色每次1-2分滴。夺取牙痛菜此下。或盖处有日豆，盏牙一含，痛太半不一滴，滴。

2. 麻……

牙疳

1. 狗屎焙处中至〔的末再洗用一吹草中细末牙疳时，消化黄第块，患处烂疮起的骨研细色发咬处外时即敷。天细己上前取颌下

2. 人缝

3. 用牙小

末)牢上

■ 痛疾

夏枯草 3—5 钱、煎汤当茶
饮、服 5—7 天。

■ 性扁桃腺疾

1. 土牛夕根（或用全草）1
又乳 埭（鲜）取汁 加入隔
5—6 连量小时一人
孕妇忌 调自适用。对慢性者 效
果不 大。 用。

2. 鲜荔枝草（癫宝草）、明许每
硒少 许同捣烂取汁、少
开水 服、每日2次、
次一题、连服2—3天。

3. 土牛夕5钱、大青叶5钱、
通水100cc 二次服之、每
日一剂。

29

1949
新 中 国
地方中草药
文 献 研 究
(1949—1979年)
1979

单纯性腹泻

粘矾入胶0.5 克，口服
日一次一粒。

萎缩性胃炎

香砂养胃丸，日又次、
次一丸，十天一疗程。

黄胆性肝炎

青黛6分，明矾1分，
又色。每服一色，十天
疱消失，十五天为一疗
无付作用

高血压

1. 地骨皮3.0，石斛3.0，水
日服又次。

2. 单决明老斤分30分，
1分、炮此为条饮。

慢性肾炎

蓄麦3.0，加仁种追为。
日服二次。
30

皮癣、

嗽精乃涂患处，随收。

十一，用量逐量处，随收，每日一次，连用20-30天。

斑蝥研末放烧酒，浸入锅用一周

土锅用一周

裂破

脓者每日一次。

栗树果，亚汤洗破裂处，每日一次。

收睬奇花，亚场忧破裂处，收睬奇花粉低贴开药性乳腺炎（乳痈）

收睬奇花（老芽）鼠痨闹脱。

芽（5分，硬成处脓粉低贴开药性乳腺炎（乳痈）

瓶膏圈鼠收生药国婴妈膏用冷外剂内脱奇

药脱时先以上微贴，冰研代先以上微贴，药脱时先以上微贴。

1、鲜天明精叶（癞蛤蟆草）
31

1949
新 中 国
地 方 中 草 药
文 献 研 究
（1949—1979年）
1979

揉次、每次20分钟。适用于初期、化脓后敷。

2. 鲜毛茛叶或蒲叶（毛茛叶）塞患侧鼻孔，每日1次，15分钟。
① 时间过长会起泡。
② 用于初起，化脓时敷。

3. 菖蔺根（研粗末）一滴内服，以药汁口。
① 初期有致病有一草。
② 已化脓无侧。

4. 甜地丁（研末）、蒲公英调为名，紫花地丁、甜地丁、蒲公英水调，每次3次，敷后服

32

5. 地老虎
锦草）同煮
草同煮，
2月，同煮一小时，每日一
鸡蛋二只（每日
二只（每日
……老肉色加红糖
加红糖

6. ……次。鲜草去壳打烂
根去壳打烂
皮、叶2。紫苏
大用每日一次捣烂地血
花捣烂，每日一次找皮用一
开水200CC，剂。

7. 鲜少商全公瓜3患处
……侧立番，背隐后手后出
叶，吸背隐痛，挤时火

8. 蒲公瓜3
全分瓜3处
……虫用先用针，2、3服
……虫即刺之2-
……痛剂之末化

9. 生云精剂3-5每
……剂3-5每服
……刺减次。
……两一后轻，

10. 夫尼股草 根捣烂，塞鼻孔
此方连服草 根捣烂，塞鼻 33

1949
新　中　国
地 方 中 草 药
文 献 研 究
（1949—1979年）
1979

乳痈方：鲜
肉服、日
疗　疮

1. 雄大汁遍
黄、王冰捣、
力1量。茶用内准2-3
芳乙油对油，
即时虫围
一入
2. 放天
3.
34

每天换
天换药
又简
次。公英4刃、
又次，服2-3

备，甘
少甘
完汁疗

研5日
许草疮
泡越
内熬出天天分
茶用内准2-3

末火虫人2天好，或蜂露患，即采
研5日
泡越一只布好寒。
用乃所历
节熬泡10人2
敏燃泡
沥分2人2
钟天
人2

处、患处，炎红于减地方、捣调敷
愈红于患处。炎红于患处减。花疹、清外煎水烟疹35
数而痛，羊或敷剂。花疹、炎、清外
煨起肿胃，成羊（各）卷、上羊上
烂时亡、加煮用1易浇羊、鲜量鸡卵
共初消4烂调、用1易浇减、石
鸡初消4烂调、生半边折鉴用、须新
火。疗解丁捣清、本、生半边冷。4加红修
水。疗解丁捣清、希月鲜、青连干或洗2
2次喉花习、鸡上于3以又为也用宓、
明日化柴习、以又为也用宓、
朋两化柴习、蜇细研
明日已鲜1打疮也丁

4.
①丁②亦敷羊（团膏
地丁两鲜月烟成发活研
5.

1949

新 中 国
地方中草药
文 献 研 究
(1949—1979年)

1979

送入管内、外用纱布包好。

每日换一次，七、八日为好。

烫伤

1. 冰各烫伤、碱石一斤、研细急速调水涂一次，又日末处量。

2. 婊同研搅和水状稠，将麻急取麻油用处。

3. 石分清糊地细敷如末用。

4. 地细敷如末用、稍方

36

血角

样，每日一次，3
天日一次，
茄色处。

根，稀洗患处
稀水洗次1~2时。

蛇咬伤

1. 半枝莲、半边莲（全草），敷，治、肿处。各一把，每日煎前如处方煮水煎5分，先用牙针刺叶将即用季烂敷患叶捣烂敷2~3次，咬伤敷出挤刺破处，随叶敷。

2. 苍耳捣烂，加水，取汁用丝加入天白酒搽10条次。

3. 天南星、腿盖烂处。

1949
新　中　国
地方中草药
文　献　研　究
（1949—1979年）
1979

4、火，连用5～6天。
每隔一年，叶、小要共汁
先傷收烂，　一不幸边达孔云2
長搗　　年例　边当孔云

4、徐共　百用几例一　根用法不
长液。　例1月，患　菊因花）、鸡
　　　　　数上处　间

5、瓜子　盖2～3月，研新連
用底。　　上月半量旋烂，自
　　　　　少（揭、
6、石用　金同又食併叶调匀　山量旋烂，自
　　　　　树新比調匀
7、年白红　　　　車（鲜）—另名处·
　　处。　　比揭　先搽搽

8、嫩草
38

敷于伤口及周围。

9. 鲜半边莲1月，鲜半皮伤口撞烂，外敷围敷，牛乌共换，宜先用洗创、周围也莲调敷。半边莲、鲜半皮生伤口、鲜半皮及肿大部位共捣烂，串、日上不39将此捣烂汁鲜用鸡蛋大、半边莲。又在肿大部花又！又又~4次，

如肿痛破烂，又饮服半边莲汁1~2月，日又~4盏（盖服。

小去伤口用葵绳扎旋地觉锦名用荷花扎小半皮端

10. 觉膝尤捣烂一肿首6、外上秧（分、马外端上

1949
新 中 国
地方中草药
文 献 研 究
(1949—1979年)
1979

过净水。此方家传。

水正（　）。揉
泄挤代）。揉
未针五代把，
间针五小
前用方家传
敷用此处。
）。口，

11. 鲜连钱草叶一
先搓后敷患处。

12. 蛇莓（全草）一把捣烂，
外处咬伤处，一日一次。

13. 苍耳草叶十片，硫黄
捣烂敷伤处。

14. 枇杷叶1-3片捣烂，外
痛处，每天一次。

黄水疮

枯矾又又、芦甘方又又
水屯5分、樟脑又分。
研细末，蛋黄油调茶。
又外敷。日又次。

湿疹

1. 硫黄8分，樟脑又分，
矾3又、黄柏1又、芦

40

石、又以
细末。香
香油戚凡
日一次，连用七一十天。
冰片又
、破皮流末破咸软膏
又分。共者，以眉敷
研用黑、
外扑太林调咸
2. 银花1两，防风5以，蝉衣5以，煎汤外洗，每日1-2次。

3. 鲜辣树皮3两，浸入500cc酒精中1-2日，外搽患处，每日3-4次，连用4-5日。

天泡疮
丝瓜叶洗净，加牙粉及水适量涂患处。

麻疹后
玉量皮...丝瓜叶洗净，加牙粉及水
适量涂皮肤瘙痒
内服，每日3次。
万年青叶适量，煎汤加糖适量
1-5岁用每次一匙。
6-10岁每次一匙。

41

1949
新 中 国
地方中草药
文 献 研 究
(1949—1979年)
1979

稻田性皮炎
　稻草1斤，明矾1两
将稻草煮30分，加入明矾
溶解后薰洗患处。

象皮腿
1. 蓖麻叶，白果树叶各
　核桃树叶10大元、鸡蛋
　2只。
用法：①垂水、薰洗患处
　日一次；②核桃树叶与鸡蛋
　蛋同小煮，时味为鸡蛋垂水
　又有各树叶
　註：①服以虫忌，

加水5碗煎之，冷后再洗
患处。日一次。

凹状瘭疹

1. 陈小粉研末、未破皮者用
水调敷患处，已破皮者用
醋调敷患处。

又. 鲜蒲公英2～3棵，捣烂取
汁，加黄鳝血调敷患处，
日又次。

乳头皲裂

银花5丈，加水、碗浸30
分钟以火煮至半碗，用棉
花蘸汁洗患处，日3～4次，
连用3～5天。

扭伤挫伤

鲜土牛夫2～5个，捣烂外
敷患处，日一次，用3天。

跌打损伤

1. 白凤仙花（穿骨草）、菊

43

1949

新　中　国
地方中草药
文　献　研　究
(1949—1979年)

1979

叶比药量，捣烂敷患处
可消肿止痛。适用四肢
伤。

2. 白芷、当归、红花、防
荆、南星各苦分，同研细
以葱的捣汁、或用醋调
患处。有散瘀活血、止
消肿功效。

44

妇　　科

痛经（经前期综合症）

1. 石打穿 2-4 月，红糖适量，
   煎水 200CC，每日一剂。

2. 石打穿 5 xl、生姜 2 片，
   红糖适量，煎服，日一剂。

功能性子宫出血

瞿麦根 1 月，红糖适量，
煎水 100CC 2 次服，日一剂。

先兆性流产去

1. 棕衣节 7-8 个，捣甲分
   许，煎汤内服，日三次。

2. 鲜苎麻根 3-4 棵，洗净、
   略捶一下、加银口圈煎内
   服，日 3 次、连服 3 天。

白带

1. 鲜凤尾草 3 棵、猪肉半斤
   水煮、少许盐、汤及肉一
   　　　　　　　　　　　45

1949
新　中　国
地　方　中　草　药
文　献　研　究
(1949—1979年)
1979

次食完，服4天。

2. 野葡萄鲜根4-5斤，加火入勾汤内
（红根，）先将红菊根用冲勾入柠
斤。3碗，再二次服（弃枫用花2月，
三次服……

3. 鲜鸡杂花2月，並
目又次，服5-7天。

兒　科

惊　风

处方：牡荆子（俗名荆条子）一小碗。

用法：上药碾碎煎汤勾芝麻用……

註：牡荆子除治疗大人的筋痛……民间竹沥……外、对也有剖……風枝条及剖惊风，有同样疗治疗……

小兒腹泻

46

52

处方：鲜鬼叉叉（即鬼斗草）一把。

用法：上药加水浸泡后，煎取浓汁，连渣放在桶内薰洗3—4次，著6次，连续2—3天，1—5岁薰洗脚心，6—15岁薰洗至脚，严重者薰洗部位可适当提高。（治愈率94%）

处方：鲜鸭跖草2两（干的减半）。

用法：上药煎汤内服，日二次，连续2—3天。

注：此药有清热作用，宜于热性腹泻。

处方：鲜芥菜花3—5钱。

用法：上药煎汤内服。日二次。

不良性腹泻

处方：苍术炭，山楂炭各等份

用法：上药共研细末，混合均

47

1949

新 中 国
地 方 中 草 药
文 献 研 究
(1949—1979年)

1979

匀，每服5分，日服
三次。

单纯性消化不良

处方：大麦芽二两，
炒焦研末。

用法：开水冲泡当茶
喝，连服二天。

处方：鸡肫皮三钱，
炒焦研细末，分三次
加糖服，或拌入粥中
吃亦可，连服五天。
（治瘰40例，效果满
意）

疟疾：

1. 处方：仙鹤草根1—2
两，鸡蛋。

用法：先将鸡蛋与仙
鹤草根同煮，蛋熟后
去壳，再煮一小时，

48

每岁吃一只每日一次。(煮
至蛋发黑色为度。根据小
儿食蛋情况服蛋。)

儿遗尿

处方：桑螵蛸二两。

用法：上药在瓦上焙干研
末，每服2钱。

五官科

中耳炎

1. 处方：野韭菜根（麦冬）

用法：上药捣烂取汁滴患
耳，日三次，每次2—3滴。
（治15例，均有效）

2. 处方：明矾

用法：加冷开水适量溶成
饱和溶液，过滤后滴耳，
每日3—4次，每次2—3滴。
（和放黄瓜类似）

49

1949
新 中 国
地方中草药
文 献 研 究
(1949—1979年)
1979

3. 处方：虎耳草叶3—5苞

用法：捣烂取汁滴耳，

日3—5次，连用2—3天

（取汁100 C.C. 和50% 酒

50 C.C. 滴后用棉花线干

滴）

4. 处方：老黄瓜一条，切

一寸，去子额，加明矾

的，再将切去的黄瓜合

用竹签封好，放在屋簷

风干，到冬天取出明矾

末，用蒸馏水配成10—

溶液滴耳，日三次。

鼻窦炎

处方：经霜丝瓜藤

用法：上药至瓦上煅成

研末加酒少许调服，每

一钱五分，逐日三次，

服5—7天。（治50例，数

50

鼻出血

处方：白茅根一两，藕节
7—8个，煎水内服，一日
二次，一般服2—3剂。

口腔炎

处方：鲜鸭跖草（俗名淡
竹叶）

用法：煎服，日服二次。

注：用量：八岁以下10片，
3—5岁20片，6—10岁30片，
10岁以上40—50片。

齿龈炎

处方：雄黄5—8分，大枣
去核2—3个。

用法：将雄黄放入枣内，
瓦上焙炭，研末吹患处。
每日3—4次。

（治80例，效果良好）

51

1949
新 中 国
地 方 中 草 药
文 献 研 究
(1949—1979年)
1979

中药单方、验方

单纯性腹泻：

桔矾入胶（以5克），口服，
每日一次，每次一粒。

萎缩性胃炎：

杳砂平胃丸，日服二次，
每次一丸，十天一疗程。

黄胆性肝炎：

青黛6分，明矾1分，
两包，每次服一包，平
十天黄胆消失，十五天
一疗程，无付作用。

高血压：

1. 地青皮3.0 百解3.0 水煎
服，日服二次。

2. 草决明半斤分30分，每
一份，泡水当茶喝。

慢性胃盂炎：

52

葛煎服。

麦30，如红糖适量，水

加服，日服二次。

风湿性关节炎：

金钱蛇一钱，泡入二斤

花中完慢性胃炎，胃、十二指

节蛇一钱，泡入二斤白酒，浸六日夜，分40

慢性胃炎，胃、十二指肠（也是丁香木子剂

钱蒲服（丁香也可）附子剂

最好，直疗一疗程。一般两个

（团是丁广服木香），一日一

香最钱为即癣。

胃病：

肠公香各十疗症

丁（三天疗程

尿崩症：

熟地一两半，枸菜一两，

山药一两，白术一两，边

桂三钱，党参五钱，干姜五

三钱，牛夕三钱，益智五钱

钱，莉蛸四钱，故纸五钱

53

1949
新 中 国
地方中草药
文 献 研 究
(1949—1979年)
1979

川附三钱。水煎①次，
次。服之有效不换方，
治瘪时，可减少剂量，以
观固疗效。

胃及十二指肠溃疡

1. 解郁溃疡散（治郁热型溃疡
功能：制酸，瘪合健胃。大贝壳
解郁清热，理气健胃。
处方：海螵三斤、陈皮二两、槟壳
仓本四两，香附三两、半夏四两。
三两。
白术三两
将上药碾成细粉，每次①次
每日2—3次，饭前服。

2. 温中溃疡散
功能：制酸，瘪合脾溃疡胃内
中散热，理气健脾胀溃强胃
适应症：胃痛闷好。
毒热，消化不

54

处方：……白术三两，半术三两，贝三，仓部四两，香曲三两，神姜四两，党参……陈皮五两，干草，甘草，麦芽三两研成细面，将上药5-10克，每日2-3次饭前服，如有便泌，每次量要加大黄 0.3—0.5克

肺结核
食菜半斤(去根，取茎、叶)加水煎，再加鸡蛋1-2个连汤与药服下，据说：长期服用无毒和付作用，疗效比抗痨药物好，不花钱，农村到处有。

脱肛
向日葵秆里芯烧成灰（越

56

1949
新　中　国
地方中草药
文献研究
(1949—1979年)
1979

陈越好）加适量红糖境
图日早晚各服一盅，2-3
见效。

急性胰腺炎

大黄2.0，双花3.0，黄连
橘子1.0，赤芍1.5，当归
川栋1.5，元胡2.0，党参
（腹痛已缓解时去大黄
水煎服，日服二次，腹
缓解后连服六天，巩固
效。

肋软骨炎

柴胡2.0，乳香2.0，桃仁
川芎3.0，丹参2.0，陈皮
仓术2.0，水煎服，日二

缓解胆道胭出痛

茵陈1-2两，水煎服。

急性乳腺炎

1. 公英5.0，连召3.0，双花5.

甘草1.0，水煎三次，日服二次。

2. 公英二两，水煎服

骨结核

蜈蚣一条（去头），蝎子（法尾）一条，穿山甲10整，粉装入鸡蛋用纸糊好烧熟内服每日一次，十次为一疗程。

蝎子咬伤

用香油浸泡蝎子二个，溶化后将此溶液涂擦患部。

内外痔核

地龙放在干净瓶内，加香油直到把地龙淹没密封。放在阴暗处，待溶化后放入无菌纱布浸小时以后备用。

用法：将布条塞入肛门内

57

1949
新　中　国
地方中草药
文献研究
(1949—1979年)
1979

旦次大便后换一次。

皮肤病

顽癣（牛皮癣，桃花癣）

火药100克，烟根100克
水煎调成糊状，涂擦患处

湿疹：

用雪花膏一克，加醋酸
的松250毫克，混合涂
处。

脚斋疮：

樱桃二两，白酒四两，
樱桃浸泡酒内（时间越
越好）涂患处。

急性湿疹：

1. 小蓟，枯矾，氧化锌等
混合，伺斋涂用。

2. 木耳用瓦焙干研细，撒
患处，每日一次，治牛皮
癣，神经性皮炎。

58

3. 将1—2个鸡蛋浸泡于老醋内四昼夜（瓶密封）

用法：用蛋清涂患处3—5分钟，每日2—3次。

蚊虫咬伤

涂牙膏。

牛皮癣

用豆腐浆子经常洗患处。

角膜溃疡

蜂蜜（白色好蜜）点眼比青霉素鱼肝油和50%葡萄液，疗效较好。

慢性化脓性中耳炎

猪苦胆与白研合成糊状外用。

鼻衄

1. 头发烧成灰填塞鼻内出血处。

2. 杭菊一两，冰片一两泡开

59

1949
新中国
地方中草药
文献研究
(1949—1979年)
1979

水饮。

3. 白矾溶液，以棉球蘸集

小 儿 科

蛔虫症

大葱汁，生豆油等量，

3岁约服20毫升、4—9

服50毫升，有效率达90

蛲虫症

1. 奎宁粉撒肛门周围。

2. 棉球蘸煤油、涂肛门

围。

小儿口腔炎

吃柿子，冬天吃柿饼子

子宫功能性出血

1. 党参子5钱——一两

水煎服，腹痛加白芍3

2. 生地榆2.0，熟地3.0，

参2.0，小蓟3.0．赤芍1.5

60

炙甘草2.0，党参3.0，产后加益母草。水煎服，日服二次。

治蛇咬方：

口服50%白糖水二斤半，以后每隔三小时继续服一斤半。同时将咬伤部位浸泡在饱和的白糖溶液里，直到疼痛消失为止，一般24小时即可病癒。

注意事项：

1. 必须用放大镜诊验咬伤处有无蛇齿，如有一定要左取出后再将伤处浸泡在糖水里。

2. 伤口如发现有四处牙痕时（o o）为毒蛇，二处
（o o）

（o o），为无毒蛇，但也似

61

1949

新　中　国
地方中草药
文　献　研　究
(1949—1979年)

1979

须加以治疗。

62

传染病

(一)痢疾

1. 齿苋疗法：
   取鲜马齿苋一斤半，加糖三两，用水煎成1000毫升。
   用法：每日服三次，每次服60毫升。

2. 榴皮疗法：
   取陈石榴皮焙干研成细粉。
   用法：每日三次，每次服三钱，用米汤送下。

3. 胡椒疗法：（用于五岁以下小儿）
   每岁一粒胡椒，研成细

63

1949
新　中　国
地方中草药
文　献　研　究
(1949—1979年)
1979

粉放于脐眼内，再以小膏
药或胶布固定之。

4. 针刺疗法：

针刺大椎穴 4—5 分，至患者胸
捻转进针松为度，留针
觉肛门松感，小留针
发热感 15 分钟。

针刺方二：

取穴：关元、天枢、
足三里。

每日一次，留针15—
30分钟。

5. 红茶疗法：

取红茶100克，加
煎至100毫升，每
服三次，每次服20
升。

6. 车前草鸡蛋疗法：

64

取新鲜车前草二两、鸡
蛋一个，一同炒熟当菜
吃。

㈠肠炎

1. 松花粉疗法：
   春季采收松花粉，拣去
   杂质，过细筛，包好蒸
   气消毒备用。
   用法：每日服三次，每
   次服0.5—1.0克食前服。

2. 骨炭末疗法：
   取陈骨头洗净煨焦为末，
   加食盐粉5％，备用。
   用法：每日三次，每次
   服三克，食前服。

3. 胡椒粉疗法：
   取胡椒粉装满肚脐眼，
   用胶布或小膏药固定，
   隔日换一次，成人小孩
   65

1949
新中国
地方中草药
文献研究
(1949—1979年)
1979

均有效。

4. 大蒜疗法：

取大蒜1-2头，烧熟存性，开水泡服。1日2-3次。

(三) 肝炎

1. 糯稻草疗法：

取糯稻草六两，洗净煎（一剂量）

每日一剂，二次煎服，四周为一疗程。

2. 紫参（石见川）疗法：

取紫参二两，加红糖五钱（一剂量）

每日一剂，二次煎服，一月为一疗程。

3. 明矾疗法：

明矾0.1克，每日服三次，连续三周。休息三天再服用。此方利胆、退黄作

66

很好。

4. 明糯疗法：
明矾0.1克，糯稻草一两。
（一剂量）
每日一剂，二次煎服，
十五天为一疗程，休息
三天后再酌用。

（四）疟疾

1. 苏打食醋疗法：
取小苏打4克，食醋25
毫升，在疟疾发作前2
小时，将上药混合搅拌，
出现泡沫时，立即一次
服下。

2. 羊骨疗法：
取羊骨二两，研碎水煎，
在疟疾发作前三小时服
下，可制止发作，并且
不再发。

67

1949

新 中 国
地方中草药
文 献 研 究
(1949—1979年)

1979

3. 蛋酒疗法：
取新鲜鸡蛋一个，加热搅作下
40度的烧酒70毫升，当疟疾发作服
拌在一起，当疟疾发射，立即服
作体温最高射，立即可癒。
重者三次可癒。

4. 针刺疗法：
针刺大椎穴8分至1寸于提
深，每隔五分钟反复捍
捣数次，使患者保持针后三
胀感，30分钟后拔针
每日一次，症状消失
再针二次。（发作前
小时针）

（五）流行性腮腺炎
1. 醋蒜泥疗法：
取去皮大蒜，食醋各等量
份，同捣如泥，敷数次，于患者
处，每日2—4次，

68

74

至肿胀消退。自汝现据现数。

2. 蛇脱疗法：

取蛇脱二钱，洗净切碎加鸡蛋二个，用油煎炒，一次吃下。可以加盐。成人蛇脱用量加倍，鸡蛋不增加。

3. 蚯蚓糖浸液疗法：（此方并可治烫伤）

取蚯蚓若干条，去泥（不用水洗），放于小盘内，均匀撒上白糖，蚯蚓即分泌出淡黄色的液体，以纱布或棉球将此液涂于患处。每日二—三次。

(六) 流行性感冒及感冒

1. 甜菜疗法：

取甜菜半斤，煎汤口服，

69

1949
新 中 国
地方中草药
文 献 研 究
(1949—1979年)
1979

将渣挤干捣碎敷于太□
穴。

2. 竹叶疗法：

取苦竹叶半斤，水煎□
1000毫升。

用法：每日三次，每次□
服100毫升．退热效果□

3. 葱姜疗法：

取葱白生姜各半两、□
抽一钱，共捣一处□
纱布包好，涂搽五心□
煎两（心、后心、两足心□
两手心）涂搽法：□
薄荷草、老苏梗□
□二钱。（一剂量）
用法：每日一剂，二次
煎服，或泡茶喝。

70

内 科

（一）急、慢性咳嗽

1. 穴封疗法：

取穴：天突，列缺（双）肺俞（双）、每穴注入0.5%双卡因一毫升，每日一次，4—8次为一疗程。同时灸上述穴数分钟，效果更好。

2. 酒精穴封疗法：

取无水酒精90毫升，加10%双卡因10毫升混和备用。

取穴：肺俞、厥阴俞（双）刺入穴位1.5—2厘米深，每穴注入药液0.3—0.5毫升。每日一次，2—4次即愈。病情顽固者可加

71

1949
新 中 国
地 方 中 草 药
文 献 研 究
(1949—1979年)
1979

俞
心
3. 蛋姜疗法：
取鸡蛋两个，生姜一
油一两半。
将姜切碎，放于油内
数分钟，再将鸡蛋放
炒熟，趁热吃下，每
一次。

（二）哮喘及支气管炎
1. 穴封疗法：
取穴：廉泉、天突后，因
针制穴位0.5%突支气管炎。
泉注入，天性突药
毫升，天性突气管炎
用于急性法喘息、合谷、膻
2.针穴：喘息、曲池、太合
取巨骨、肺俞
穴、常用穴为喘、合

72

(双)，其他作为配穴，
得气后留针10-15分钟。

3. 火罐疗法：
取穴：天突、身柱（或
肺俞），每日一次，每次
10-15分钟，此法多用
于儿童，成人亦有效。

4. 刈穴疗法：
取膻中穴，皮肤消毒，
局麻，纵行切口二厘米，
深约1.5厘米，切除少许
脂肪，用血管钳于切口
内按摩，至有酸胀感时
再持续1-2分钟，切口
用胶布拉合（不缝合），
放纱布包扎。术后忌烟
酒酸辣鱼、防受凉10天。

5. 支气管哮喘羊肠线八花
穴埋芷疗法：

79

1949

新 中 国
地 方 中 草 药
文 献 研 究
(1949—1979年)

1979

脊俞皆埋材：于用七点此下位处，有两

入内，灸双1量（即3/4后，茅落依向穴

植线内，灸双1量，(即)取然哈平角再然椎点尖下后处又是八穴。喘皮反伴

线组织一次植线长为铅线联距形下角两然然尖下后椎点共性哮喘

羊肠下皮月二穴纵行细线之间角颈上其处的胸凸次心脏不明显。

方法：取穴。垂取桂头线三角颈之上，其处的胸凸四心果不明显。

八花穴各脊中边七形缘位线下此对时效果不明显。

四边沿定穴法：取两骨等茅角下穴联两加

此法扩时

（三）关节炎

74

1. 盐香疗法：
   取食盐一斤，小茴香四
   两，于锅内混和炒热，
   取出1/2用布包好放于患
   处，凉了再换一次，此
   药以后仍可继续使用。

2. 中药效方：
   蜈蚣、全虫、透骨草、
   海螵蛸各三钱。
   每日一剂，二次煎服。
   对急重型关节炎，屡用
   屡效，一般服2—3剂即
   足。

3. 六月雪治疗风湿性关节
   炎：
   取晒干之"六月雪"根茎一
   两半，加水250—300毫升，
   升，砂锅煎至剂半。余
   渣再以上法重煎一次，
   75

1949

新 中 国
地 方 中 草 药
文 献 研 究
(1949—1979年)

1979

二液混和，一日内两次服，一通为一疗程，也放鸡蛋几这个同煎服之如无不良反应，可连服个疗程

此方对普通腰腿痛，良关节痛疗效不佳。

（四）胃炎及溃疡

1. 蛋皮疗法：

取鸡蛋皮若干，炒黄研细末备用。

用法：每日三次，每次用一钱。

此法对胃痛、吐酸者、效甚好。

2. 上豆汁疗法：

取土豆洗净去外皮，压出土豆浆汁。

用法：每日三次，食前

76

200毫升，此法用于溃疡。

3. 胆豆疗法：

取带汁猪苦胆一个，装入生黄豆（装满为止）将口扎好，阴干焙焦为末备用。

用法：每日三次、每次服一～二钱。服后疼痛大减，食慾剧增。

4. 海螵蛸疗法：

取海螵蛸300克，用文火炒成微黄色，姜半夏30克，共研细末备用。

用法：每日服三次，每次服3克，七天为一疗程。此方用于胃炎、溃疡、胃酸过多症。

5. 穴封疗法：

取穴：三焦俞、中脘、足三里。刺入穴位得气后，

77

1949
新　中　国
地 方 中 草 药
文　献　研　究
(1949—1979年)
1979

按顺序每穴注入阿地
0.3毫升。三焦俞反足
里穴，双侧交替，每
隔日注射一次，十天
一疗程。

此方用于治疗胃肠神
管能症。

（五）头痛及神经衰弱

1. 白蒌疗法：

取白蒌子若干，炒熟
用。

用法：每日睡前服二
用白糖送下。

2. 五味酒疗法：

取五味子200克，60
烧酒1000毫升。将五
干捣碎浸入酒内48小
后，过滤。用水将此
稀释成25％的液体即

78

用法：神经衰弱、失眠者，每日三次，每次服10毫升。

3. 穴封疗法：

取无水酒精0.3毫升，一次注入印堂穴。

(六) 大便燥结

1. 蜂蜜疗法：

取蜂蜜一两，食盐二钱，用开水一杯冲服。

2. 葱蜜导便疗法：

取小指粗葱白一根，沾蜂蜜少许，徐徐插入肛门内，来回拉动三、四次即取出。15分钟无便时可再作一次。

3. 咸菜导便疗法：

取咸大头菜用温水洗净，切成筷子粗3—5厘米长

1949
新 中 国
地 方 中 草 药
文 献 研 究
(1949—1979年)
1979

的条状，据不同年龄选择大小适宜的菜条，徐徐插入肛门内4/5 或全部。一般2—5分钟即能排便。

(七)浮肿

1.五龙爪疗法：

取五龙爪（高粱根上的别枝）一斤，洗净切短，加水二斤煎成一斤。

用法：日服三次，每次服100毫升，服药期忌盐。

2.车前子疗法：

取车前子三钱，加水200毫升，煎至100毫升。

每日服二次，每次50毫升。

(八)肠寄生虫病

1.马齿苋治蛲虫：

取马齿苋二两，加水煎煮成一碗，加入食醋适量空

80

一次服下。

2. 芝麻杆治蛔虫：

取芝麻杆一两，水煎成200毫升，加糖少许，空腹一次服下。

(九)吐血、咯血、崩漏

1. 红棕疗法：

取红棕子、侧柏叶各三钱，墨汁50毫升。

将两药共烧灰存性，研为细末。再将墨汁烧开冲服。如吐血大量者，加大蓟、小蓟各二钱。

2. 鸡冠花疗法：

取新鲜鸡冠花二两，加水煎成300毫升，加糖少许，一日分二次服下。

3. 余灰疗法：

取血余灰（即头发灰）78

81

1949

新 中 国
地方中草药
文 献 研 究
(1949—1979年)

1979

克，干藕片156克，加水
煎成100毫升。

用法：每日二次，每次服
10毫升。此方尚可治疗崩
漏。

4. 小蓟疗法：

取新鲜小蓟三两，去泥土
洗净，挤出鲜汁，一次文
即服下

5. 慢性吐血藕节疗法：

取藕节5钱至1两，水煎
服（可代茶常饮）。

（十）呃逆

1. 指压疗法：

术者以左右拇指甲尖，垂
直分别掐于患者少商穴，
出现酸脉感后再持续一分
钟。

2. 针刺疗法之一：

取

进气。

得气……

转……针……

连米……分针……穴……

快速……刺中……穴

4～6 10 一刺好法：一口气屏住，连止。每

很疗法：一口气屏住，直至呃逆停。每

内保针，留二把气吸数次，

关，留二把气吸数次，

取针后之果尽量数治阳萎

3 屏气

（十一）灸治阳萎

取穴：关元、中极，每次灸 15 分钟。

（十二）遗尿症

内桂治夜尿：

内桂二钱鲜雄鸡肝一

取个，炖汤一次喝后遗症

免煎症（下肢瘫痪）

针刺……遗尿、趾三

刺……瘫痪、薄海、趾83

（十三）小疗

取仑、冲阳、解阳、照海

1949

新　中　国
地方中草药
文　献　研　究
（1949—1979年）

1979

里、阳陵泉．委中．血海
环跳。

方法：上穴每日轮针一次
留针30—40分钟，效果

（十四）韭菜根治盗汗

取韭菜根49根．加水适量
煮沸一次服下，每日一次
2—4次即愈，疗效甚好。

（十五）水罐疗法

取青霉素小瓶，将瓶底磨
去，保留皮塞铝盖，用时
瓶底朝上，倒入半瓶30—
40℃温水．然后将瓶底
于针刺穴位，用注射然
瓶内空气抽尽即可．代
针灸对头痛胃痛效果良

80

外　科

(一)疔肿

1.汞磺散疗法

取升汞一克，磺胺粉二克，共研细末备用。

用法：将上药少许撒布于疔肿中央，再以鱼石脂软膏敷之，疔肿在廿の小时内可自行溃破。（用于已熟疔肿）

2.针刺、拔罐疗法：

针刺灵台穴，得气后速取针，在针眼处拔火罐，留罐二十分钟，每日或隔日一次。

85

1949

新　中　国
地 方 中 草 药
文　献　研　究
(1949—1979年)

1979

（二）急性扭伤

1. 韭菜泥疗法：
取韭菜三份，面粉一份，
共捣成糊，敷于患处，每
日二次，二日可愈。

2. 黄栀子疗法：
取黄栀子三份，面粉一份，
加少量烧酒，共捣成糊，
敷于患处，每日换二次，
二日可愈。

3. 针刺疗法：
取穴：小节。配同侧外关
强刺激，留针30分钟，左
伤右针，右伤左针。

4. 伤筋汤：
取桑树枝削片25克加适量
陈酒炒后，加鸡爪藤25

86

煮汤服。

（三）水火烫伤

1. 瓜瓤疗法：

取南瓜瓤若干，去瓜子
敷患处，可止痛清热，
每日换一次。

2. 川军疗法：

取川军、生石羔各等份
共研细末。对于一度烫
伤用酒调敷患处，可立
即止痛。如已起泡破溃
着，改为香油调敷。

3. 木耳疗法：

取木耳二两（煅黄）、
冰片五分，共为细末，
香油调擦。

4. 蜂腊疗法：

取蜂腊二两，加热溶化，
加入轻粉二钱、冰片一

1949
新 中 国
地方中草药
文 献 研 究
(1949—1979年)
1979

九金根+两3可柳+珍也脈
11 = 风湿跌打
茏枞根。

钱，搅勾，刷于消毒的草
纸上备用。
用法：贴于患处。
（四）腰背痛
1. 九龙草疗法：（茜草）
取九龙草根二两，土烧酒
200毫升，浸泡36小时，
取滤清液备用。（用于急性
用法：每日一次，每次5
毫升，连服一週。
2. 六月雪疗法：
取六月雪（干的全草）半斤
加水800毫升，煎至300
毫升，一次内服，每日
剂，连服一週。
3. 硫酸镁封闭疗法：
取注射用的硫酸镁20克，
双夫卡因0.4克，蒸馏水加
至100毫升，高压消毒备

88

用。
用法：在疼点处提高一个椎体旁开两公分处，每次注射2—4毫升。亦可疼点或穴位封闭。

4. 腰腿痛耳针疗法：
取耳针在两耳轮痛点敏感处进针后，按顺射针方向捻针，隔4—5分钟捻一次每次5—6下。持续4—5次后留针，每日如此操作一次，七天次为一疗程。

(五) 冻疮
1. 煤油疗法：
先将患处洗净，以棉花沾煤油涂于患处包裹，2—3天换一次。无论是否溃烂均可用。
2. 酒姜疗法：

89

1949

新 中 国
地方中草药
文 献 研 究
(1949—1979年)

1979

取生姜20克．于100毫升
土烧酒内烧开备用。
用法：用棉花沾此液擦未
破冻疮。
3.辣椒疗法：
取辣椒粉40克，放于200
毫升水内烧开备用。
用法：用此液擦未破溃的
冻疮。
4.茄子杆疗法：
取茄子杆二两．加水煎熬，
浸洗患处十分钟。
5.蚬壳或蚌壳疗法：
取蚬壳或蚌壳煅研细末，
香油调敷，如溃痛且湿
则敷干粉。日数次，数日
即愈。
6.习惯性冻疮予防：
夏季取西瓜皮敷擦手足，

发烧后停止，多做几次。

(六) 脱肛、肛裂

1. 蜗牛壳疗法：

取蜗牛壳一两，烧灰研末，用猪油和敷。

2. 蝉壳疗法：

取蝉壳三钱，研为细末，用香油调擦。

3. 龙骨疗法：

取煅龙骨、煅牡蛎、五倍子各五钱，共研细末过筛。

用法：便后洗净，将药粉撒上，用敷料固定，多者14次可愈。

4. 肛裂：

取穴长强。

针刺得气后捻转约半分钟不留针，隔日一次。

(七) 腋臭

91

1949
新 中 国
地方中草药
文 献 研 究
(1949—1979年)
1979

1. 硝酸银疗法：

取硝酸银10克，水加100毫升，装于棕色瓶内备用。

用法：局部用温水洗擦干，用棉花沾药涂屑每三天一次，共五次可保持三个月。

2. 密陀僧疗法：

取密陀僧一份、去皮大蒜三份，共捣如泥，摊于纱布上，敷于患处每日一次，连续七天。

3. 蜘蛛疗法：

取大蜘蛛一只，用泥好烧成灰，取出研细加等量轻粉合匀，将局部洗净，将此药粉扑上每晚一次，连续4～5次

（八）术后尿潴留

针刺疗法一：

取穴：三阴交、配穴阴陵泉，中等强度刺激，留针20分钟，每二分钟捻转一次。

针刺疗法二：

取穴：中极、曲池、关元、三阴交、阴陵泉。

轻刺激，捻转进针，留针15分钟，每五分钟捻一次。

3. 指点穴位疗法：

以左手轻排膀胱，右手食指点在关元穴上，由轻而重，捻转加压，一般20—30分钟可排尿，此时仍继续操作，直至排尿结束。

（九）鸡眼

1. 封闭疗法：

93

1949

新 中 国
地 方 中 草 药
文 献 研 究
(1949—1979年)

1979

取穴：侠溪。

针 5—7分深，强刺激，

针 40—60分钟，中间行

二里の次。每日一次，

多六次可愈。

2. 酒對疗法：

取无水酒精，分别注入

俞、期门、居髎穴，每

注入 0.5毫升。

(十二) 小腿溃疡外用方

1. 取杨树叶子二斤，醋三

用醋将杨树叶子煮熟敷

处。每日洗后更换杨树

□ 2. 取南瓜瓤适量，捣烂

处自愈。晒干研末撒

妙。

3. 头发灰膏疗法：

96

研状。此包一次。

然成糊后复盖一次。

净调面布换药

洗油纱或隔日

量麻创面用

、量洗创面日佳。

适加适清

发加法：干每日

头末用涂，效甚佳。

取细膏扎疗

(三) 丹毒

取活蚯蚓六条（洗净）白
糖一两半，共同捣烂如糊
状，调敷患处

(四) 蟆蛤散外治深部脓疡

取蟆蛤焙黄研细末密封备
用。溃烂疮道，将此药撒入创
面，捣透外敷，后将纸或纱布取出，效甚佳

97

1949
新　中　国
地方中草药
文　献　研　究
(1949—1979年)
1979

眼、五官、口腔科

（一）麦粒肿

1. 抓筋疗法：

左手第四至第七胸椎旁开一寸（即三手指宽）用力抓拿此处，理任三、四次，每日操作一次，三、四次即愈。

2. 刈筋法

左背部怠例膏育穴周围找刈剥从故子附喉的小挑出用刺红皮庆下非其刈新，色筋腰，小红装刺碳。

3. 耳针疗法：

98

用三棱针浅刺耳尖皮肤，
挤出血以棉球擦去，再挤
再擦，如此十次，一晶一
次即愈。

（二）初发角膜云翳
用40％葡萄糖滴眼，每日
6—8次，疗效甚好。

（三）电光性眼炎
取妇女的新鲜乳汁装在滴
管内，初每15分钟滴眼一
次，疼痛迅速消失。后每
几小时一次，至完全恢复。

（四）急性结合膜炎
取黄连粉一钱，溶于15毫
升妇女的新鲜乳汁中，每
日滴眼6—8次，疗效甚好。

（五）急性扁桃腺炎
1. 针刺疗法：

99

1949

新 中 国
地 方 中 草 药
文 献 研 究
(1949—1979年)

1979

取穴：天柱或束风，配
合谷，每日针一次，留
10—15分针。

2. 鲜茶疗法：
取鲜茶叶三两，明矾一
共捣一处，以外面敷于
部，三小时更换一次。

(六) 鼻衄

1. 针刺疗法：
取穴：迎香(双)，人中，
穴合谷(双)，留针3—5分

2. 大葱疗法：
取带须葱白十个，捣成
状，摊在布上，敷于对
脚心，10分钟左右 即止
则速取去，免起泡

(七) 口腔炎及口腔溃痛

1. 细辛疗法：

100

纽羊2克，甘油十滴，数于患部，数时。夏天敷24小时，冬天敷48小时。

2. 桑莱黄疗法：
取桑莱黄捣碎为末，加醋调成糊，摊于布上，分贴于两侧涌泉穴。24小时取下。
剂量：一岁以下1—1.5钱，一岁至五岁2—3钱，6—15岁3—4钱，十五岁以上4—5钱。

3. 针刺疗法：
（两侧）先用温开水乘用他，用红面而中心……口水消毒针刺涌泉痛……口炎漱口水消毒针刺……夫它口漱擦患处……或涂消血即可。

101

1949
新中国
地方中草药
文献研究
(1949—1979年)
1979

（八）中耳炎
1. 10％大蒜汁治中耳炎：
取大蒜榨汁10毫升加
水90毫升，取夫卡因2
滴耳4—6次/日，蒜汁不
久放，2—3日内可用。
2. 蛋黄油治中耳炎：
取蛋油滴耳，每日数次
▷ 3. 猪苦胆疗法：
取猪苦胆（牛苦胆亦可
用火烧焦研成粉·吹入
内，每日1—2次效果很
4. 穴封疗法：
以0.5％双夫卡因3—4
升翳风穴封闭每日一次
4—5次即愈。
（九）牙痛
1. 针刺疗法：

122

大：牙痛取手掌横纹至掌心面中指与无名指缝，针尖要斜的正中指与无名指之间，针刺5—8分深（取患侧）。手法用强捻转加提插，痛即解。无针指压之亦有效。

2. 牙痛方：

五倍子3钱加水二碗，煎至一碗含口内，含完为止，再发再含有奇效。

(十) 慢性咽炎·

野菊花疗法：<u>取野菊花10克加水煎至100毫升</u>，每日眼二次，每次10—20毫升，也可用水泡茶喝。

103

1949
新 中 国
地 方 中 草 药
文 献 研 究
(1949—1979年)
1979

皮 肤 科

（一）鹅掌疯

取嫩凤仙花叶茎一斤、明（来出）
矾半斤共装入猪膀胱内（同加食醋半斤），将患手入扎口封好浸24小时取一昼夜内仍搓能水。

（二）癣病

1. 大蒜疗法：

取大蒜50克，捣成泥状凡士林50克调匀。每日二次涂擦患处（手足癣）

2. 石碱疗法：

取饱和石碱溶液、浸泡3小时，效果好。

3. （顽癣及虫咬伤）蒲公根疗法：取蒲公英根（后掘出）半斤洗净切成

104

片加水适量煎熬成红色后，
过滤，再将汁熬成膏，精滤
冷装瓶内，加入少许酒精清洗
封好备用。用时患处涂日
涂膏数层不包扎，三日
后再涂，待痂自行脱落。

4. 头癣治疗：

取4%硫黄机油，或单纯
废机油涂于患处每日3—4
次，数日即愈，效果明显。

（三）急性糜烂性皮肤病

取构树汁装入瓶内，涂患
处，日二次。最好视取银屑，湿疹，
涂。此方并可治癣，
神经性皮炎等症。

（四）荨麻疹

1. 针刺疗法：

取穴：曲池、足三里，血
海、合谷。

105

1949
新 中 国
地 方 中 草 药
文 献 研 究
(1949—1979年)
1979

配穴：大椎、肩井，风池
肾俞、委中、三阴交。
平补、平泻留针15分钟。
12次为一疗程。

2.樟木疗法：取樟木一块加
水煎沸，洗患处，日一次

(五)黄水疮

1.桔矾疗法：
取木桔矾二钱、松香一钱五
分，将桔矾烧透其研细和
香油调敷患处，包日一次

2.吴茱萸疗法：
用10%吴茱萸软膏涂患处
包日二次共三天。

3.蛋黄疗法：
取蛋黄烧灰，研成细末。
香油调搽患处。

4.松树油明矾疗法：
松树油、明矾等量混合。

106

放在瓦片上烤焦研细，从患部
麻油调成糊状，源于患疾。
（不必包扎），数次即愈。
愈时并不结痂。

5. 呋喃西林、黄连素疗法：
取呋喃西林、黄连素等各清
混合备用，将黄水疮面
洗后涂此粉，不包扎，隔
日搽药一次，2—3次即愈。

(六) 寻常疣和赘生物
用 2.5% 酚酒 0.3～1 毫升，注
入根部。四天后自行脱落。

(七) 汗斑
取黄瓜一段去瓤，撒入硼
砂粉一钱，取汁擦患处。

(八) 臀部湿疹
取绿豆皮四两。晒干研末
南麻油调涂患处。

(九) 带状泡疹

107

1949
新　中　国
地方中草药
文　献　研　究
(1949—1979年)
1979

1. 脑垂体后叶素10单位肌
注止痛效果好。

2. 取生艽苈30～40克泡入
100毫升50％酒精内系针
浸泡24小时，用前震荡
一日2～4次，另摩擦部
位包扎。

(十) 手脚干裂

取芝麻油一两，黄蜡一
两，生地二钱。

先将油烧开，次将生地
放入油内，煎漆后，将
生地渣取出，再将黄蜡
放入同煎，至溶化为
凝膏涂裂口。

(十一) 皮肤搔痒症

1. 艾叶疗法：取艾叶防
各二两，雄黄花椒各一
钱，用半面盆水煎，将

108

患部放盆薰洗，一日一剂
可洗二次，洗后忌洗澡。
对慢性荨麻疹，迟发性神
经性皮炎，有显效，过敏
性皮炎亦有效。

2. 蒸叶疗法：
取蒸叶数条，热水洗涤患
处，每日一次2—3次即瘥

（十二）传染性软疣针刺疗法
取穴：合谷（双）太冲（双）
方法：合谷穴针刺时针尖
斜向腕关节。太冲穴针刺
时针尖斜向踝关节。得气
后留针30分钟，隔日一次
一般3—4次可自行脱落。

（十三）神经性皮炎封闭疗法
处方：盐酸苯海拉明注射
液0.02克，二盐酸奎宁注
射液0.25克，0.5%奴夫卡

109

1949
新　中　国
地方中草药
文　献　研　究
(1949—1979年)
1979

用注射液加至20毫升.

方法：局部皮下封闭，隔日一次（以病灶而定）一般对神经性皮炎3—6次可愈；对湿疹亦有效，但时间较长。

110

癌症单方

一、菱角五个、诃子、紫藤瘤、薏苡仁，煎水服用，又成丸药。（是对肠癌及一切对消化道癌症有效竹思），沉癌。

二、白花蛇药治蛇药疮至瘰花药铃唐可抑加甘草、薏芽、金银花、更枝草混合成药，可医治多种癌症。

三、山苦长的马兜果草毒泽灵寿圣瑰是流血癌、子宫癌（藤草）可抗癌。

四、

五、马毛金马钱子（抑抗）藤草可抗癌。

六、

七、

八、

1949
新　中　国
地方中草药
文　献　研　究
(1949—1979年)
1979

九．金银花是治瘰良药。

十．马利筋（柳子广）可治瘰疬。

十一．白英（柳子广）可治瘰

十二．金丝草（红毛草）可治瘰

疬。

十三．苏铁（铁树叶尖）可治瘰

疬。

十四．相思子也可以治瘰。

十五．大蒜治瘰疬有奇效。

方中的中草药）。

（1969．11．16供参攷）

多放能麟口珠

麟口珠（俗称龙口珠）对清热救毒、消痈解毒、急性与慢性肓肠炎、疮疖、痛疽、淋疹腋部肉脱生疮与统均有功效。（龙口珠多▮▮▮▮▮）。

卤碱疗法（681）

主治　慢性气山病、大骨又▮

113

1949
新 中 国
地 方 中 草 药
文 献 研 究
(1949—1979年)
1979

用量：第一次一日三次、每
次一克。
　以后每日三次、每次二
克。
　小童第一日三次、每
　　后每日三次、每次一
像物系直
　忌食辣椒、酒、红
　　各可
　　处理。

（秒自南京故市医院）

药物可向积奇购去天津
汉口医药公司。

114

气管炎单方

枝籽2钱、桃仁2钱、
杏仁一个，红枣7个，五味。
白胡椒7个，...用上...清...合...
用法：碾成粉，用布包上...数付，外...成心主...
一男孩。如石，数付。

（武于河北省）

中药单部分

...5分—3钱...
生姜一干...功...

45

1949
新　中　国
地方中草药
文　献　研　究
(1949—1979年)
1979

菊花——清热、介毒、祛风、

坤花——明目。水服。

薄荷——张志鼻及咽炎一

葱白——功冷痹。

宜出血、止呕。

药量为用服0.5钱—1线。

姜汁1.5钱、皮汁；

主气忌、冷、

流皮汁

有清热、发汗、透疹、止热通、科酿热、蒂药。8—1.5钱

自教、发腹痛、发有风冒暑痹、自目服。

微伤头眠、发功、痒、风。

巻风痛部汗救痛喉、咽参寮。

解、寒苦热用汗、图鼻痛退无痛服发。8—1.

尿消3—10 肿清。

于肿糊。效、敷。

用疮香。功肿外日

适疗眼3x的痛内可以2神。　眼利

效、崩、一番疮、疗用3x，　化痰。皮之　腹。

功疥、天服1.5x。疮、疗病瘀3-5x之。　清热、好热、化痰、利尿、清肠。

班天服血、疗病瘀3-5x之。　尿、清热、喉咙、舒出。用

明热病、煎病清热、煎病为之剂清肿　肺炎、止咳止痛、煎服。

目、及天。有热、用痈服量の2度消　内、煎服。

肝、清疮一用痈量服之剂清肿肺预理。　气以

平志尽芋英适乳用亚重籽利水　右瓜仁一梗一楝子量三

公　右冬　灯冬　杏柏

1949
新　中　国
地方中草药
文　献　研　究
(1949—1979年)
1979

桃仁——破血、袪瘀、润肠。三
钱以内亚服。

仙鹤草——适用于肺病咯血、
肠　　出血、尿血、子宫出血
牙良　武血等。

莲蓬——止血、介渴、介阄毒。
艾叶——止血药。适于月经不
痛经、女　血带。
　　1-3×煎服。

荷叶——止血、介毒、清热。
　　　　　　生津。

绿　　　补气、甘神、补血
人参——补气、　神、
党参——补气。
太　参——补气。
　　上三药用量四水左右，煎
服。

（摘自上海科技出版社《常用

药知　识》）
118

单方验方选编

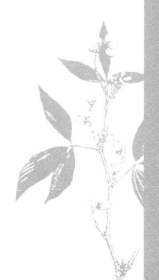

提　要

江苏省吴县卫生系统编印。

1969 年 11 月第 1 次印刷。64 开本。1.8 万字。共 105 页，其中前言、目录共 7 页，正文 98 页。平装本。

作者将群众所献的单方、验方中的一部分已经使用且取得良好效果的方子汇编成本书，供相互交流和推广。

本书所汇编验方根据疾病科别分类，分为传染病、内科、五官科、妇科、外科用方 5 类。其中，传染病方治疗疾病包括痢疾、肝炎、疟疾、感冒、腮腺炎、百日咳、麻疹、白喉、结核病、血吸虫病、麻风病；内科病方治疗疾病包括咳嗽、气管炎、哮喘、肺脓肿、胸膜炎、胃溃疡、胃痛、胃肠炎、小儿腹泻、便秘、小儿疳积、肠寄生虫病、肝脾肿大、胆囊炎、胆道蛔虫病、高血压、贫血、出血性疾病、肾炎、尿路感染、血尿、前列腺炎、尿潴留、风湿性关节炎、头痛、头晕、癔病；五官科病方治疗疾病包括结合膜炎、夜盲症、眼癣、口腔炎、咽喉炎、扁桃体炎、牙痛、口角炎、中耳炎、烂耳朵、鼻炎、鱼骨鲠；妇科病方治疗疾病包括痛经、月经过多、妊娠恶阻、先兆流产、子宫脱垂、产后盗汗、产后乳滞不出、乳腺炎、乳房肿块、乳头裂、回奶、阴道滴虫、子宫颈癌、转移性子宫癌；外科病方治疗疾病包括肠痈、深部脓疡、湿疹皮炎、痔疮、脱肛、鸡眼、下肢溃疡、流火、跌打损伤等。

每种疾病下列有方剂若干，每方包括处方（组成）、用法、来源等内容。

最高指示

把医疗卫生工作的重点放到农村去。

备战、备荒、为人民。

单方验方选编

江苏省吴县卫生系统　　　编印

一九六九年十一月

目　　录

传染病

内科

1

1949

新 中 国
地 方 中 草 药
文 献 研 究
(1949—1979年)

1979

2

3

1949
新 中 国
地 方 中 草 药
文 献 研 究
(1949—1979年)
1979

外科

4

5

· 白　页 ·

传 染 病

痢 疾

1. 处方　鲜马齿苋

　　用法　洗净打汁去渣加白糖适量，每次
　　　　　温服二两，一日三次。小儿减半。

（赤脚医生学习班）

2. 处方　金银花二两

　　用法　焙黄，研细末，白痢加红糖，赤
　　　　　痢加白糖，开水调服，，每次二
　　　　　钱，一日三次。小儿减半。

（赤脚医生学习班）

3. 处方　扁豆花三十朵

　　用法　赤痢用白扁豆花，白痢用红扁豆
　　　　　花，同鸡蛋一、二只，潋服，或
　　　　　烹服均可。

（赤脚医生学习班）

1

1949
新　中　国
地方中草药
文　献　研　究
(1949—1979年)
1979

4.处方　马齿苋　辣蓼　地锦草等量

用法　水煎服，一日三次。

5.处方　地锦一两至一两五钱　辣蓼一两
车前子五钱

用法　水煎，一日一至二剂。腹痛甚者
加青木香一钱。有热度者加青蒿
一两，呕吐不止加半夏三钱。

（光福公社医院）

6.处方　青柿子一只

用法　烧灰，每日服三分之一，二次分
服，连服二日。

（太平公社）

7.处方　粗草纸二张烧灰　黄糖五钱

用法　两药拌和，一次开水冲服，连服
三天。

（吴县蛇医院）

8.处方　鳝鱼一条（治久痢不止）

用法　炙炭存性，研细末，加砂糖适量，

2

每次三钱，一日三次，开水调服。

（医务人员学习班）

9. 处方　大蒜头适量

用法　煨熟，每次1—3个，一天两次。

（赤脚医生学习班）

10. 处方　白槿树花（采花瓣）五朵

用法　同鸡蛋燉服。

（赤脚医生学习班）

11. 处方　苦参子（去壳）适量

用法　每次十五粒，桂园肉裹（或装胶囊）吞服，一日三次。治久痢不止。

（赤脚医生学习班）

12. 处方　辣蓼草（鲜）四两（或干者二两）

用法　煎服。

（赤脚医生学习班）

13. 处方　荠菜（全草）用量不拘

3

1949

新 中 国
地 方 中 草 药
文 献 研 究
(1949—1979年)

1979

用法　煎汤或炒焦研末,加砂糖调服。

14．处方　山查适量

用法　炒黑，研细末，每服三钱，小儿减半,砂糖汤下,一日三次。

15．处方　陈小粉（小麦研碎加水沉淀出的淀粉）

用法　适量打浆糊燉熟吃,一日二次，连服数次。

16．处方　马齿苋半两　海蚌含珠一两

用法　早晨服头煎，晚上服二煎。

17．处方　马齿苋二两　扁蓄二两

用法　上药洗净同煎汤服,连服三次。

（北桥公社）

18．处方　鲜地锦一两　鲜车前草一两

用法　煎汤内服，每日一剂。

（藏书公社）

19．处方　石榴皮(炭)一两　香附(炭)五钱　青木香一钱

4

用法　共研细末，每日三次，每次四
　　　分，开水送服。小儿减半。

（湘城公社）

肝　炎

1.处方　风化硝五钱　白明矾五钱
　用法　共研细末，每服五分，一日三次，
　　　　饭后开水送下，连服七天，如不
　　　　见效，休息三天，再作第二疗程，
　　　　可连续三周。

（医务人员学习班）

2.处方　茵陈一两　糯稻草二两（洗净切
　　　　寸长）
　用法　煎汤三碗，一天分三次服，连服
　　　　七天。

（医务人员学习班）

3.处方　山根豆　板蓝根　紫草根各四两
　用法　浓煎三次去渣，加糖一斤，文火

5

1949

新 中 国
地 方 中 草 药
文 献 研 究
(1949—1979年)

1979

熬膏。一日三次，每次服两调羹，
分六天服完。

（医务人员学习班）

4.处方　鲜金钱草二两

用法　打汁去渣，加白糖适量，一天分
二次服，连服三天。

（赤脚医生学习班）

5.处方　白毛藤二两

用法　水煎去渣，加白糖服，连服数日。

（赤脚医生学习班）

6.处方　茵陈蒿五钱　黑山栀三钱　海金
砂三钱　生甘草五分

用法　四味研末（为一包量），每日二
次，每次一包，开水冲服，可加
糖适量。"对肝脏缩小，肝压痛
减轻，效果满意"

（医务人员学习班）

7.处方　板蓝根一两半

6

用法　浓煎三碗，一天分三次服

（医务人员学习班）

8．处方　鲜半枝莲一两至二两

用法　洗净，水煎，二次分服，连服一
至二月。

（西山）

9．处方　茵陈头五钱至一两　生山栀二钱
至三钱　生大黄一钱至三钱　金
银花五钱至一两

用法　水煎，一天二次分服。

（赤脚医生学习班）

10．处方　六月雪二两　石打穿一两　茵
陈蒿六钱

用法　水煎，一日二次分服。

（西山）

11．处方　平地木二两

用法　分二次煎，第一次煎服后，第
二次将药晒干，再煎代茶。

7

1949
新　中　国
地 方 中 草 药
文 献 研 究
(1949—1979年)

1979

（光福医院）

12. 处方　木半夏小枝及叶一两五钱　红
枣十枚

用法　煎服，每日一剂，连服四天为
一个疗程，隔七至十天再服一
疗程。

（光福医院）

13. 处方　石打穿一两　平地木五钱　夏
枯草二钱　糯稻根一两，红枣
五枚

用法　煎服，每日一剂。有黄疸者加
茵陈或铃茵陈。

（光福医院）

14. 处方　石见穿二两

用法　加糖适量煎服（代茶），连服
一个月。

15. 处方　石见穿一两　绵茵陈一两　蒲
立志树（叶、枝）适量

8

用法　煎服

（西山）

16．处方　鲜茜草根半斤

用法　煎服。

（民间方）

疟　　疾

1．处方　甲鱼一只

用法　杀取其血于疟发前二、三小时，以黄酒冲服，连服三至五次，可以根治。亦可以焦大麦粉拌鳖血作丸，如绿豆大，晒干储藏，每服二钱，一日二次，连服七天。

（医务人员学习班）

2．处方　辣椒子（红或青皆可）

用法　每岁服一粒，（二十粒为限），一日三次，开水送服，连服三至五天。

1949

新 中 国
地 方 中 草 药
文 献 研 究
(1949—1979年)

1979

（赤脚医生学习班）

3.处方　新鲜鸡蛋一只　四十度烧酒七十毫升

　　用法　搅拌在一起，当疟疾发作体温最高时，立即服下。

4.处方　荜茇五分

　　用法　研细末，疟发前一小时顿服，开水送下。

（县人民医院）

5.处方　飞滑石六钱　生甘草一钱　明雄黄五分

　　用法　三味研极细末，于疟发前二小时服一次，隔二小时再服一次。（以上为一日量，连服三至五天）。

（医务人员学习班）

6.处方　鸡骨常山片（酒炒）三钱　老生姜三片　红枣子三枚

10

用法　取河井水各一碗，煎取半碗，于
　　　疟发前二、三小时 服，连 服三
　　　次。

7. 处方　草果仁　雄黄等量
　　用法　研细末，取少许（一至二分，棉
　　　　　裹塞鼻，男左女右。可 防 治 疟
　　　　　疾。

8. 处方　石葫荽（鹅儿不食草）
　　用法　洗净，捣烂，揉成小团,塞于鼻孔
　　　　　内，（单侧），待发作时间过后
　　　　　弃去，一般塞一次即可，为巩固
　　　　　疗效可塞第二次。

9. 处方　明雄黄　白胡椒等量
　　用法　研细末，将饭一起捣和为丸，如
　　　　　弹子大，朱砂为衣，每用一丸，
　　　　　于疟发前研碎，纳脐中固定，有
　　　　　良效。

　　　　　（以上方医务人员学习班）

11

1949
新中国
地方中草药
文献研究
(1949—1979年)
1979

10. 处方　大蒜瓢

　　用法　打烂敷两手"内关穴"。亦可以
　　　　　水蜈蚣搓成小团塞鼻，发作前二
　　　　　小时用，等发过后取出。

（藏书公社）

感　冒

1. 处方　老生姜三钱　葱白头（连须）三
　　　　　个红茶三钱

　　用法　煎汤一碗,乘温顿服,微汗出佳。

（医务人员学习班）

2. 处方　茶叶梗三钱　老生姜三钱　葱白
　　　　　三钱

　　用法　服法同上。

3. 处方　杭菊花三钱　生甘草一钱　白桔
　　　　　梗一钱　细薄荷一钱

　　用法　一天两次煎服，连服三天。

12

4. 处方 鲜藿香三钱 鲜佩兰三钱 薄荷
叶一钱半

用法 水煎，一日二次服。

5. 处方 大葱白 老生姜各半两 食盐一
钱

用法 混合，捣成糊状，用纱布包裹，
擦前胸后背，胭窝，腋窝，足心，
手心，用药后一般半小时即见效。

（医务人员学习班）

6. 处方 野香茹五钱 五十度烧酒四两

用法 浸泡后吃酒 一日三次，每次一
调羹。（主治感冒头痛发热无汗）

（石公公社）

7. 处方 苏梗四钱 桔梗三钱(鲜) 金银
花四钱 蝉衣一钱 薄荷一钱

用法 水煎服

（通安公社）

8. 处方 马鞭草一两 桔梗五钱 青蒿一

13

1949
新 中 国
地 方 中 草 药
文 献 研 究
(1949—1979年)
1979

两　羌活五钱

用法　煎汤内服，每日一剂，睡前服。

（光福公社）

9.处方　七星剑(干)一钱

用法　煎汤当茶服。如有咳嗽加鹅儿不食草适量煎服。

（石公公社）

腮　腺　炎

1.处方　活泥鳅若干条

用法　清水漂去泥土，置碗中，加砂糖适量，用劲不停搅拌，以泥鳅的滑涎，溶于糖中，去鳅，即用此泥状糖糊厚涂，干则换之。（此方并能消炎症。）

（医务人员学习班）

2.处方　生大黄一两

用法　捣细，和青葱汁调涂患处。葱汁

14

现涂现打。

（医务人员学习班）

3.处方　大蒜头（去皮）　食醋适量

　用法　同捣如泥状，敷于患处，日敷二次，肿胀消退为度。

（医务人员学习班）

4.处方　金黄散一两

　用法　分二次，以马齿苋绞汁调敷。

（医务人员学习班）

5.处方　蒲公英一两　金银藤二两　板兰根一两

　用法　水煎，一日二次服。

（医务人员学习班）

6.处方　蛇蜕（青龙衣）二钱

　用法　洗净切碎，加鸡蛋二枚，用油煎炒（可以加盐），一次吃下。小儿减半。

（赤脚医生学习班）

15

1949
新 中 国
地 方 中 草 药
文 献 研 究
(1949—1979年)
1979

7.处方　桑叶三钱　薄荷一钱五分　板兰
根一两

用法　水煎服

（赤脚医生学习班）

8.处方　灯草一根

用法　蘸油点着火，在"角孙穴"上点一
下，发出"喳"的响声即成。为"爆
耳法"。

（西山）

9.处方　瓦松

用法　打烂外敷，一日换二次。

（西山）

百　日　咳

1.处方　鲜鹅儿不食草一斤　老枇杷叶五
十张

用法　拭净毛，加水三斤，煎成一斤，
再加适量冰糖，一日二次，每次

16

服二调羹，连服三至五天。

.处方　鲜鸡苦胆

用法　取出胆汁，加白糖适量，调均。生服每日一次，一岁以下分三天服完一个，二岁者分二天服完一个，三岁以上每天服一个。

.处方　鲜白罗卜

用法　捣烂绞汁，加白糖 适 量，燉温服，一天二至三次，每 次 一 小盅。

4.处方　鲜篾竹（慈孝竹更好）二尺

用法　两头竹节截去，中段留节，架起烧之两端以碗盛取竹沥，滤尽加生姜汁三滴和匀，每次 服 半 调羹，一日三次。

.处方　蚱蜢数量不拘

用法　焙焦，研成细末，储藏备用，每次服一钱，一日三 次，糖 汤 调

17

1949

新 中 国
地方中草药
文 献 研 究
(1949—1979年)

1979

服，连服五至七天。

6. 处方　活麻雀

用法　除去羽毛，不开肚，不去肠杂，加冰糖适量，碗盖盖好，蒸熟，服其汁，每日一只，连服五至七天。

（以上方自赤脚医生、医务人员学习班）

麻　疹

1. 处方　紫草适量

用法　煎汤加糖适量，日服二次，十岁以上，每用五钱，五岁以上用三钱，五岁以下用二钱，连服三天。预防用。

（医务人员学习班）

2. 处方　鲜茅根二两（去心）

用法　煎汤代茶，用于麻疹初期。

18

（医务人员学习班）

3.处方　鲜芦根（去节）二两

用法　同前

（医务人员学习班）

4.处方　红甘蔗皮二两

用法　煎汤代茶。

注　以上三方，性味甘凉和平，功能生津清热，都有助透疹作用。

白　　喉

1.处方　青果（橄榄）三个　白罗卜二两

用法　煎汤代茶，连服三至五天。预防用。

2.处方　鲜土牛膝（臭花娘子）二至三两

用法　洗净打汁，一天服三次，或煎汤服。预防用。

（医务人员学习班）

19

1949

新 中 国
地 方 中 草 药
文 献 研 究
(1949—1979年)

1979

结 核 病

1. 处方　葛人藤（萆草）

   用法　晒干，一天二次，每次三——五钱，煎汤服。或研末服，一日三次，每次一钱，开水送服。

   注　此药对慢性骨结核，淋巴结核均效。

   （医务人员学习班）

2. 处方　川贝一两　百部一两　白芨五钱
   甘草五钱

   用法　上药共研细末，每服一钱，一日三次，服三至五个月。

   （医务人员学习班）

3. 处方　割人藤、功劳叶等量
   用法　适量煎汤服用。

   （石公公社）

4. 处方　鱼腥草二两（鲜）

20

用法 打汁一次服完，连服七天，为一
疗程。

（通安公社）

5.处方 青壳鸭蛋一个，壁虎一条细末

用法 将蛋扣破一端，略去蛋白，纳入
天龙末，纸封破口，饭锅上燉熟，
每天食后吃一个，十四天为一疗
程，休息七天继续服用。

注 此方治颈淋巴腺结核。

（医务人员学习班）

6.处方 天龙，贝母等分

用法 上药研细末，掺敷患处，早晚两
次，逐渐收功。方中略加上梅片
益佳。

（医务人员学习班）

7.处方 活地龙（韭菜地白头老蚯蚓若干
条）石灰等量。

用法 同杵捣如泥，敷于患处，以粗纸

21

1949

新 中 国
地方中草药
文 献 研 究
(1949—1979年)

1979

布条索缚。初用药 时。 流脓 较多，早晚换药，约五——七天，结痂生肌，不久愈合收功。

（医务人员学习班）

血吸虫病

1. 处方　鸭跖草五钱　辣蓼五钱
  用法　煎服。退血虫病急性高热。

（胥口公社）

2. 处方　鸭跖草六两
  用法　一日量煎服，连服二十天。治疗急性感染十四例效果明显，个别病例热度退后再次上升。

（斜塘地区医院）

3. 处方　鲜蜈蚣草（神仙对坐草）二至三两
  用法　煎汤顿服，连服一足期。能消中度腹水。

22

（医务人员学习班）

4.处方　雄猪肚一只

用法　洗净，纳入大蒜头四两，放砂锅
内河水煮熟，空心服其汤，若把
猪肚和大蒜分次吃更好。此方治
血吸虫病臌胀，可连服数次。

（医务人员学习班）

5.处方　大田螺一个　食盐一撮　葱白头
（连须）三个

用法　同捣烂如泥，涂敷脐上，固定，
能使小便畅利，腹水即消。

（医务人员学习班）

6.处方　青葱一斤　醋一斤

用法　放砂锅内共煮浓稠，去葱渣，调
入轻粉（研细）二钱，铅粉二
两，涂腹上（露出脐眼），使小
便畅利。

（医务人员学习班）

23

1949

新 中 国
地 方 中 草 药
文 献 研 究
(1949—1979年)

1979

7. **处方** 鸡内金（不落水不去内容物）一
枚

用法 水酒同煎，去渣澄清，空腹服一
天一次，连服七天。

（医务人员学习班）

8. **处方** 蟾蜍一只

用法 剖开其腹，以砂仁米塞满腹中，
用湿草纸裹，黄泥封固放火中煅
透，冷后去泥，研成细末，每服
一钱，开水送下，日服二次。

（医务人员学习班）

9. **处方** 银柴胡三钱　胡黄连一钱　秦艽
三钱生必甲一两　地骨皮三钱
知母三钱　青蒿三钱　甘草一钱

用法 水煎服。治急性血吸虫病感染发
热。

24

麻 风 病

1. 处方　糯米二斤　蝮蛇四条（每条一尺三、四寸）

　　用法　共入瓿内封口闷紧，约隔半月，将米取出喂鸭，隔七天左右鸭毛自落。然后将鸭煮烂服食。

2. 处方　白酒五十斤　蝮蛇四十五条（每条一尺二、三寸）

　　用法　将蝮蛇侵入酒内，一月后取去。每次服酒一至二两，早晚各服一次。

3. 处方　蝮蛇若干条

　　用法　烘乾研成粉末，每天服十至十二克，分三次。

4. 处方　苦参一斤　荆芥十两　防风　炒大枫子仁　白芷各六两　当归川芎　皂角　威灵仙　全蝎　牛

1949

新　中　国
地 方 中 草 药
文 献 研 究
(1949—1979年)

1979

夕　独活　枸杞子　白附子　连
乔　苍术　甘草　蔓荆子　青风
屯各三两　砂仁　白花蛇各二两
人参一两

用法　共研细末为丸一日三次　每次一
　　　钱。

26

内　　科

咳　　嗽

．止咳糖浆：

处方　枇杷叶（鲜）十斤（干）五斤，
　　　桔梗（鲜）三斤（干）一斤半
　　　姜半夏半斤　六月雪（鲜）三斤
　　　（干）一斤半

制法　①上四味加水28斤，置锅内煮
　　　　熬，浓缩至17斤左右，取出。
　　　②蜂蜜三斤（炼成半老蜜）去其
　　　　水分，待其色黄时取出。
　　　③古巴糖三斤，放入适量的水，
　　　　加热溶化如胶块状，最后将熬
　　　　好的蜂蜜和糖与浓缩的药液加
　　　　热，使其和匀即成。

1949

新 中 国
地方中草药
文 献 研 究
(1949—1979年)

1979

注意　①过滤时纱布一定要进行清毒，严防生水进入糖浆内。

②瓶子一定要清毒处理，待糖浆冷却后，再盖起塞子，防止生水回流。加入0.1%苯甲酸，2%乙醇（酒精）防腐。

功用　止咳化痰。

主治　急慢性气管炎咳嗽。

用法用量：成人十毫升，一日二至三次，小儿五毫升。

（光福公社）

2.处方　丝瓜藤一两

用法　水煎，每天二次分服。

（省6.26民间调查队）

3.处方　马菜根三斤　枸杞头根三斤

用法　煎汤，放入冰糖收膏，临睡时服四分之一匙。

（通安公社）

28

处方　荆芥一钱五分　防风一钱五分

桔梗一钱五分　前胡三钱　杏仁
三钱　甘草一钱

用法　一日二次煎服。

注　治风寒外感，咳嗽。恶寒甚者加
入苏叶三钱；发热甚者加薄荷一
钱；痰多者加象贝三钱，陈皮一
钱。

（医务人员学习班）

处方　半边莲五钱　桔梗二钱　土牛夕
三钱

用法　水煎服。　　　　（胥口公社）

处方　生梨一只（挖去核）纳入麻黄二
钱冰糖适量

用法　放碗内在饭锅上蒸透，去麻黄食
梨饮汤，一日一次，连服数天。

（若无生梨可用生白萝卜代）

（医务人员学习班）

29

1949

新 中 国
地 方 中 草 药
文 献 研 究
(1949—1979年)

1979

气 管 炎

1. 气管炎糖浆：

    处方　紫苑十两　甘草四两　桔梗七两　姜半夏一两四钱　麻黄一两四钱　皂荚子二两四钱　杏仁一两四钱　葶苈子四两　蜂蜜三斤　古巴糖一斤

    制法　上八味药加水六——八斤，置锅内煎熬，浓缩至一千五百毫升多，再加入炼过的蜂蜜、红糖（放锅内加入适量水溶化，煎炼成胶状即可）加热溶化均匀即成。

    功用　化痰止咳，定喘。

    主治　咳喘（气管炎）。

    用法用量：成人每次二十毫升，一日三次，儿童每次五至十毫升，每日

30

三次。

（光福公社）

处方 白毛藤二两　丝瓜藤二钱　金钱
草一两　枸杞根一两

用法 煎汤内服，每日二次，每次一百
毫升。

（藏书公社）

处方 平地木一两　金钱草一两

用法 煎服，每日一剂，早、晚二次分
服，七天为一疗程。以上是成人
剂量。

（省2.26民间调查队）

处方 桃仁二钱　杏仁二钱　白胡椒一
钱　栀子二钱　糯米七粒　加鸡
蛋一只

用法 研末调敷于脚底，男左女右。

适用于小儿支气管炎,治疗四人,
全愈三人,好转一人。

31

1949
新 中 国
地 方 中 草 药
文 献 研 究
(1949—1979年)
1979

（藏书公社）

5.处方　老枇杷叶（拭净毛）五－－七张

用法　浓煎去渣，加冰糖适量，每日服二次，连服十天。

（医务人员学习班）

哮　喘

1.处方　洋金花果实（带子）一至二只

用法　研细，面粉糊为丸，如绿豆大，每次口服一至二粒，每日三次。

（湘城公社）

2.处方　北瓜一只　冰糖二两五钱　姜汁一匙　半贝丸二钱

用法　将北瓜洗净切小，用水煮烂，同时放入半贝丸（用纱布包好）再加冰糖姜汁烧成糊。然后将半贝丸包拿去，即可食其糊。

3.处方　鲜猪肺一只（不落水）食盐三斤

32

用法　锅内放水，蒸架上铺布，将食盐均摊在上面，食盐上面放猪肺，蒸熟取出，将猪肺切小，一天服完。忌食：烟酒酸辣。

（通安、东桥公社）

1.处方　于夏季大伏天，以新棉絮一团，沾老姜自然汁，及好烧酒湿润，烈日晒干，再沾再晒，反复五至七次。

用法　即将此棉作"背心"，交冬贴身穿，能预防冷哮发病或减轻其症状。

（赤脚医生学习班）

肺　脓　疡

.处方　活水芦根二尺　生薏米五钱　冬瓜仁五钱　桃仁（去皮）三钱　鱼腥草一两　白桔梗三钱

33

1949

新 中 国
地 方 中 草 药
文 献 研 究
(1949—1979年)

1979

用法　水煎，早晚分服，连服三天。

（医务人员学习班）

2.处方　野芥菜根 叶三两　癞 团 草（全草）三两　枸杞头叶一两　臭花娘子根叶三两　野薄荷茎叶一两　车前子（全草）一两

用法　以上均取鲜草，共打烂取汁，约五百毫升左右。（二日量）每日三次服。　　　　　（垮塘医院）

3.处方　陈芥菜滷

用法　一日一次一盅。

胸　膜　炎

1.处方　紫胡三钱　桔梗三钱　姜半夏三钱　青皮一钱半　杏仁三钱　瓜蒌仁四钱　黄芩二钱　生甘草一钱半　蒲公英五钱　大连乔四钱

34

用法　上药水煎，一天二次分服。（症
　　　状急剧者加吞十枣丸七分，一日
　　　一次，或隔日一次。）

　　　　　（医务人员学习班）

胃　溃　疡

处方　乌贼骨八钱　象贝二钱
用法　二味研细末，每服二钱，食前开
　　　水送服，一天三次，连服半月至
　　　一月。　　　（医务人员学习班）

处方　鸡蛋壳若干
用法　焙黄，研细，每次服一钱，一天
　　　三次，连服半月至一月。

　　　　　（医务人员学习班）

处方　马兜铃（炒炭）三分　白芨三分
　　　海螵蛸五分
用法　研极细末，一日分二次 开 水 调
　　　服，连服半月。

35

1949
新 中 国
地 方 中 草 药
文 献 研 究
(1949—1979年)
1979

注　适用于大便隐血

（医务人员学习班）

4.处方　乌贼骨五两　青木香二两　煅瓦
楞三两　甘草一两五钱

用法　上药研末，每服一钱，每日三次，
饭前服。

（医务人员学习班）

胃　痛

1.处方　公丁香　上肉桂各五分

用法　共研细末，一日三次分服，开水
送下，连服三天。

（医务人员学习班）

2.处方　高良姜一钱　制香附二钱

用法　共研细末，一日分三次开水送服。
服半个月。

（医务人员学习班）

3.处方　徐长卿根适量

36

用法　碾粉，每日三次，每次五分。

　　　　　　　　　　　（光福公社）

1.处方　青木香四钱　生姜一钱　黄糖一
　　　　两

用法　将木香生姜加水煎数沸，取出，
　　　加糖冲服。

　　　　　　　　　　　（通安公社）

2.处方　瓦楞子（煅）三钱　坎炁（脐带）
　　　　三条　青木香三钱　海螵蛸三钱

用法　共研细末，每日三次，每次一钱

　　　　　　（省2·26民间调查队）

胃　肠　炎

1.处方　玉枢丹三分

用法　内服。小儿另以玉枢丹三分纳脐
　　　中，胶布或羔药固定。

　　　　　　　　　　（医务人员学习班）

2.处方　胡椒粉三分

37

1949

新 中 国
地方中草药
文 献 研 究
(1949—1979年)

1979

用法　纳脐中,用胶布或羔药固定,隔日
　　　换一次。（治小儿泄泻）

注　　凡泄泻伤食肉者，以肉骨头煨灰
　　　存性，研细末，早晚各三钱，砂
　　　糖汤送下，小儿减半。因伤糯米
　　　食者，以糯米饭烧灰服之。其他
　　　食物过度致泻者，即以所食之物
　　　煨灰服之。

（医务人员学习班）

小 儿 腹 泻

1.处方　山药二两（炒）　鸡金四钱（炙）
　用法　二味研细末，一天二次服，开水
　　　　加糖送下，连服五天。

（医务人员学习班）

2.处方　焦白术　淮山药　白茯苓等分
　用法　研细末，每日三次，每次三钱。

（浒关人民医院）

38

处方　莱菔子　麦芽　皮硝各四钱

用法　先把莱菔子、麦芽炒热，拌入皮硝，乘热时缚于脐上。

注　适用于小儿伤食，腹痛，便出物粘腻酸臭。

（医务人员学习班）

处方　胡椒　公丁香　官桂等分

用法　研末放脐上膏药固定。

注　适用于小儿受寒或食生冷果物而致腹泻，泻出物色淡多水，或如鸭粪腥气。

（医务人员学习班）

处方　大黄　东丹等分

法　研细和匀，以姜汁少许做成小饼状，纳脐上，膏药固定。

注　适用于小儿夏季受暑热而泻，泻出物，深黄极臭。

（医务人员学习班）

39

1949

新 中 国
地 方 中 草 药
文 献 研 究
(1949—1979年)

1979

6.处方　生姜　连根葱等量

　用法　捣烂挤去汁，拌少许东丹至姜葱色红为度，用布罨脐上。

　注　适用于拉青便。

（医务人员学习班）

7.处方　蚕豆二至四两　炒至焦黑

　用法　加水煮半小时，去豆入砂糖适量，频服其汁，以愈为度

　注　适用于久泻。

（赤脚医生学习班）

8.处方　爵床草（小青草）三斤

　用法　加水煎煮，去渣过滤，加糖一斤，煮成三百毫升，每日三次，每次十毫升。

（石公公社）

便　　秘

1.处方　白蜜一两　食盐一钱　麻油半两

40

用法　开水冲服。

（赤脚医生学习班）

2.处方　小指粗葱白一根

　　用法　将葱沾蜂蜜少许，徐徐插入肛门
　　　　　内，来回拉动三、四次即取出，
　　　　　十五分钟无便时，再作一次。

（赤脚医生学习班）

小 儿 疳 积

1.处方　大蟑螂一只

　　用法　放菜油内汆熟，给患儿食之，每
　　　　　天一次，连吃七天。

　　注　　同时注意节食调理。

（赤脚医生学习班）

2.处方　黑白丑各五分　花槟榔一钱　潞
　　　　　党参一钱

　　用法　共研细末，每服五分，一天三次，
　　　　　白糖汤下，连服七天。

41

1949

新 中 国
地 方 中 草 药
文 献 研 究
(1949—1979年)

1979

（医务人员学习班）

肠 寄 生 虫 病

1.处方　雷丸四钱　花槟榔六钱

　用法　雷丸研末，以花槟榔煎汤调服，
　　　　一天一次，连服三天。

　注　　治钩虫、姜片虫。

（医务人员学习班）

2.处方　扁蓄草一两

　用法　浓煎温服，一天一次，连服三天。

　注　　治钩虫。

（医务人员学习班）

3.处方　槟榔七钱　黑丑三钱

　用法　共研细末，每晨服三钱，开水送
　　　　服。

　注　　治钩虫。

（医务人员学习班）

4.处方　挖取苦楝树根皮（苦楝树向阳面，

42

离地一至二尺根处，剥 其 皮 亦
佳）

用法　刮去外层粗皮，新鲜者二两，浓
　　　煎去渣，空腹顿服，一天一次，
　　　连服二次。小儿减半。

注　治蛔虫。

（医务人员学习班）

2.处方　使君子

用法　去壳炒香，二至四岁孩子每次吃
　　　九粒，五岁以上可吃十五至二十
　　　粒。

注　治蛔虫。

（医务人员学习班）

肝 脾 肿 大

1.处方　丹参五钱至一两

用法　水煎，加糖适量，饭前服，以二
　　　十天为一疗程，病有进步可以连

1949
新 中 国
地 方 中 草 药
文 献 研 究
(1949—1979年)
1979

服。

注　治血吸虫病肝肿、贫血。

（医务人员学习班）

2.处方　猪肚子50%　炙鳖甲25%　煅牡
蛎25%

用法　将猪肚子洗净文火煮极烂，捣成
糊状，另将鳖甲研成细末，以猪
肚子拌和为丸，如绿豆大，一天
三次，每次服三钱。

注　治血吸虫病肝肿大，伴有下肢浮
肿。

（医务人员学习班）

3.处方　阿魏二钱　商陆一钱　雄黄一钱
皮硝二钱　麝香少许（公丁香末
三分代用）

用法　上药各研细末，摊大号狗皮羔上，
贴于患者腹部，同时服用金匮鳖
甲煎丸（成药），一天三次，每

44

次一至二钱。

注　治血吸虫病肝脾肿大。

（医务人员学习班）

胆　囊　炎

1. 处方　金钱草一两　紫胡三钱　淡黄芩
三钱　黄连五分　大黄三钱　元
明粉（后下）三钱　广木香二钱
枳实二钱　白芍二钱　蒲公英五
钱　甘草一钱五分　广玉金二钱
用法　水煎，一日二次服，连服三天。

（医务人员学习班）

2. 处方　金钱草一两　茵陈五钱　玉金三
钱
用法　水煎一日一剂。

（藏书公社）

45

1949

新 中 国
地方中草药
文 献 研 究
(1949—1979年)

1979

胆道蛔虫病

1. 处方　甘草四钱　乌梅三钱　白蜜一两
米粉五钱至一两

用法　先将甘草乌梅浓煎去渣，然后烊
入白蜜米粉，成稀浆糊状，空腹
顿服。一天一剂。

注　米粉可用藕粉代用。此方对不适
于手术者意义尤大。

（医务人员学习班）

高　血　压

1. 处方　鲜车前草一两
用法　洗净煎汤代茶。

（赤脚医生学习班）

2. 处方　明矾
用法　每次服米大一粒，一天三次，食
后温开水送下，连服十天。

46

（医务人员学习班）

3. **处方** 棉花根（干）一至二两

用法 洗净煎服，一天二至三次。

（赤脚医生学习班）

4. **处方** 决明子60%　鲜侧柏叶40%

用法 决明子炒焦捣研，侧柏叶炒焦混和，每日三至五钱，开水泡，代茶常饮，每日一至二次。

（斜塘公社）

5. **处方** 臭梧桐叶半斤　夜交藤一两

用法 晒干磨粉，面和为丸，每日三次。每次一钱。

（湘城公社）

6. **处方** 小蓟半斤　臭梧桐一斤　车前草半斤

用法 碾粉，水泛为丸，如梧桐子大，每次二钱，每日三次。

（光福公社）

47

1949

新 中 国
地 方 中 草 药
文 献 研 究
(1949—1979年)

1979

7. 处方　十大功劳根二两

　　用法　煎服，连服半个月。

（吴县蛇医院）

8. 处方　田螺十四个　冰片三分

　　用法　田螺去壳和冰片一起打烂，敷于脚心"涌泉穴"。

（藏书公社）

贫　血

1. 处方　胎盘一具（健康妇女分娩的）

　　用法　用银花，甘草泡汤将胎盘洗干净，然后放瓦盆上文火焙脆，研成粉末，早晚各服二钱，有良好补血功效。

（医务人员学习班）

2. 处方　女贞子　旱莲草各一斤

　　用法　浓煎三次，滤净，文火熬稠，加冰糖适量，收成膏，每次一调

48

羹，早晚开水冲服。

注　女贞子冬至节采集九蒸九晒，旱
　　莲有红、墨二种，红者活血、墨
　　者止血，夏至节采集。

（医务人员学习班）

出血性疾病

1.处方　犀角（可用水牛角尖二钱代用粗
　　糙瓦盆上开水磨汁冲入煎剂）
　　生地五钱　赤芍三钱　丹皮二
　　钱　阿胶（黄明胶三钱代用）
　　二钱，

用法　一天两次煎服，连服七天。

注　治血小板减少紫癜病。

（医务人员学习班）

2.处方　鲜白茅根（洗去心）灶心土
　　（烧山柴或稻柴的灶肚泥土）二
　　味各半斤。

49

1949

新 中 国
地 方 中 草 药
文 献 研 究
(1949—1979年)

1979

用法　煎汤温服。

注　　治咯血。

（医务人员学习班）

3.处方　石羔一两　仙鹤草一两　玄参四
钱　茅针花三钱

用法　水煎、每天一帖。

注　　治咯血。

（北桥公社）

4.处方　鹅不食草（鲜）若干

用法　揉烂，塞鼻或外敷。

注　　治鼻血。

（西山）

5.处方　炒黑山栀

用法　研末，棉裹塞鼻。

注　　治鼻血。若血多势猛，速饮人乳
一杯，两足浸酸醋盆内。另以冷
湿毛巾罨眉间额部。

（医务人员学习班）

50

6. 处方　柿饼（生食或蒸熟食）

用法　酌量常服。

注　治便血。

（赤脚医生学习班）

7. 处方　夜兰花根四两　椿树根四两

用法　打烂分三次服。治同上。

（民间方）

8. 处方　槐角子（炒）侧柏叶（炒）地榆（炒）等分

用法　研末，每日二次，每次三钱，开水送下。治便血。

（医务人员学习班）

9. 处方　刨花（妇女用以泡水润梳头发的）一、二条

用法　开水泡浸，盖好勿令泄气，过一宿，饮其水。

注　治尿血。

（赤脚医生学习班）

51

1949
新 中 国
地 方 中 草 药
文 献 研 究
(1949—1979年)
1979

10. 处方　鲜车前草四两

　　用法　捣汁，和白糖适量，略温顿服，服五—六天。

　　　注　治尿血。

（赤脚医生学习班）

11. 处方：

①豆腐渣（鲜）涂齿缝间。

②灯草灰搽抹齿缝。

③丝瓜藤烧灰搽抹齿缝。

注：三方皆治牙龈出血。

（①②方赤脚医生学习班，
③方浒关人民医院）

12. 处方　鳖血拌陈石灰

　　用法　研粉外敷。治刀伤出血。

（赤脚医生学习班）

13. 处方　生半夏适量

　　用法　打如泥外敷。治刀伤出血。

（赤脚医生学习班）

52

肾　　炎

1. 处方　鲜老虎脚迹草一棵

　　用法　上药洗净捣烂，约铜钱大一堆，敷贴内关穴（男左女右单侧）固定五—七小时取出，局部起小水泡即可。水泡按外科处理。慢性肾炎贴脐下一寸五分处。处理同上。禁忌鱼腥虾蟹两月，饭菜越淡越好。

（赤脚医生学习班）

2. 处方　蟋蟀干五钱　藕节一两　丝瓜筋半两　鸡内金半两　地骨皮一两　紫苏草一两五钱　白割人藤二两　水河白草（园叶草）一两五钱　竹节草一两　车前子一两　通草一两　益母草二两　野菊花（全草）五钱　马兰头一两　蜂鬓螺郎草

5 8

1949
新中国
地方中草药
文献研究
(1949—1979年)
1979

粒　灯笼草一两五钱

用法　上药放大桶水一桶煮六热水瓶，
（约煮三小时）轻病三热水瓶，
三天分服，重病六热水瓶为一疗
程，忌猪肉猪头肉，领圈肉。内
脏及瘦肉可食。凡碱性食物不食，
露水里青头菜不食，（开水泡晒
干后可食）炒熟盐可食。忌食酱
油。

（黄埠公社）

3.处方　河白草根（紫蝴蝶根）洗净晒干
研粉四钱　鸡内金（炙）一钱　松
香四分

用法　上药同研成细末，为一天量，分
二次服，冷开水调，（忌热开水，
如用热开水调，腥臭难服）病重
者服半月，病轻者服一星期。忌
食：鲜肉鱼蛋海货，皮蛋可食，

54

不忌食盐。

（北桥公社）

4. 处方　白毛藤一两　小便黄赤加金银花
玉米须各一两

用法　上药煎汤分头煎二煎服，连服数
天，以愈为度。

（通安公社）

5. 处方　小黑鱼一至二斤（越小越好）

用法　放瓦上烤焦，铁船内磨末，每次
二钱，早晚二次分服。

（东渚公社）

6. 处方　蝼蛄一只　商陆末五分　麝香一
分（可用冰片五厘代）

用法　上药研细，纳脐上固定。得小便
畅利，肿即消退。

（医务人员学习班）

7. 处方　红赤豆二两　薏米仁二两　大红
枣十枚（若加花生米二两更好）

55

1949

新　中　国
地方中草药
文　献　研　究
(1949—1979年)

1979

用法　煮熟，连汤当点心服，服五一七天。开始小便增多，肿势渐退，常服病去体复。

（医务人员学习班）

尿 路 感 染

1.处方　鸭跖草一两　白茅藤一两　生甘草三钱　车前草一两

　　用法　水煎，分二次服，一日一剂，连服三天。

（赤脚医生学习班）

　　注　上方亦可加银花一两，去甘草。治小便刺痛，尿频，尿急。

（通安公社）

2.处方　凤尾草（背阴草）不拘多少
　　用法　煎汤薰洗下部。亦可适量煎汤内服。

（民间方）

56

血　尿

1.处方　鲜小蓟二两　仙鹤草一两　炒蒲
黄三钱

　用法　每日一剂，二次煎服。

（北桥公社）

前列腺炎

1.处方　地丁草五钱　石打穿五钱　车前
草五钱　海金砂一两（包）

　用法　上药为一日量，煎汤分二次服。

　注　　本方有消炎利尿作用。

尿潴留

1.处方　水杨树根须二两　糯稻柴根须二
两（陈麦柴更好）

　用法　煎汤代茶，连服三天。

（赤脚医生学习班）

57

1949
新 中 国
地 方 中 草 药
文 献 研 究
(1949—1979年)
1979

风湿性关节炎

1. 处方　徐长卿粉一百克　60％酒精二百
　　　　毫升
　用法　徐长卿加入酒精，得浸液内服。
　　　　痛时服二毫升。剧痛，每日服二
　　　　次。
　注　　主治关节痛，神经痛。

（石公公社）

2. 处方　六月雪　络石藤各二两
　用法　煎汤分二次服。
　注　　治腰痛。

（通安公社）

3. 处方　络石藤二两（干）　徐长卿二棵
　　　　（小棵三—四棵）
　用法　煎汤，每晚服一剂。

（建设公社）

4. 处方　鸡血藤四钱　海风藤四钱　制川

58

乌一钱半　制草乌一钱半　生黄

芪四钱　汉防己三钱　老鹳草三

钱　寻骨风三钱

用法　上药水煎，分二次服，一日服完，

连服五—七天，休息三天，再服。

（医务人员学习班）

5.处方　鸡血藤五钱　络石藤三钱　黄木

香五钱　六月雪五钱　臭梧桐五

钱

用法　一日一剂煎汤，分二次服。

6.处方　桃树皮六两　地龙根一斤半　六

月雪十两　天仙藤八两　络石藤

八两　海风藤十两　当归六两

党参六两　黄芪八两

用法　用白酒五斤浸服，每天服三两酒。

头　痛

1.处方　香白芷三钱　粉甘草一钱

1949

新　中　国
地 方 中 草 药
文 献 研 究
(1949—1979年)

1979

用法　共研细末，每服五分，每日服三次。

注　风寒头痛用葱白头三个，生姜一片，煎汤调服；血虚头痛，用红枣七枚煎汤调服，神衰头痛，清茶调下。

（医务人员学习班）

2. 处方　斑毛五分　全虫五分　甘草二钱　滑石二钱

用法　四味同研细末分十包，每天服一包，早晚二次分服，如服后小便刺痛可再减量。

3. 处方　割人藤全草半斤

用法　上药打汁取拾毫升左右加入黄酒二两半温热后一次吃下，每天一次，以愈为度。治偏头痛。

（藏书公社）

60

头　晕

1. 处方　野桑树花一斤　黑芝麻二斤（炒香）

   用法　二味研细末，和匀加白糖适量，每服一调羹，一天三次，干吃或开水送下。

   注　野桑树花清明前采集，干藏备用。

癔　病

1. 处方　炙甘草三钱　大枣子十粒　小麦一两

   用法　浓煎，日服二次。

   （医务人员学习班）

2. 处方　飞朱砂三钱

   用法　用新鲜猪心血拌朱砂作丸，阴干，每服五分，早晚两次，灯心汤下。

   （医务人员学习班）

61

1949

新 中 国
地方中草药
文 献 研 究
(1949—1979年)

1979

3.处方　鲜黄瓜藤二两（干者用一两）

用法　水煎两杯，分二次服。

注　羊癫疯服此方，可改善症状。

（医务人员学习班）

62

五 官 科

结 合 膜 炎

1. **处方** 青相子（干）一两　半边莲（干）三
钱

用法 上药煎汤分两次服。

夜 盲 症

1. **处方** 雄鸡肝一具　生苍术三钱　（研
末）

用法 雄鸡肝煮熟蘸上研细的 生 苍 术
末，一次服完，连服七天为一疗
程。

（医务人员学习班）

2. **处方** 木贼草一两　蝉衣五钱　潼白蒺
藜各五钱　夜明砂五钱　杞枸子

63

1949
新中国
地方中草药
文献研究
(1949—1979年)
1979

五钱　甘菊花五钱　当归二钱

赤芍二钱　羊肝一具　白蜜适量

用法　木贼草，蝉衣，蒺藜，夜明砂，枸杞子，甘菊花，当归，赤芍共研细末，用羊肝一具，煮熟打烂，加炼白蜜适量为丸如桐子大，饭后服二钱，一日三次，开水送下。

（医务人员学习班）

眼　癣

1.处方　胆矾三分　鸡蛋三个　梅片五厘

用法　胆矾研极细，鸡蛋三个煮熟，把鸡蛋黄放在铜勺内熬油，熬好后放地上出火气，用时加上梅片五厘，同胆矾末研和，蛋油调成糊状，敷眼皮沿上，早晚各一次。可以止痒，重生眼睑毫毛，但敷

64

时勿令药沾及目内。（防 药 焦
痛）

（医务人员学习班）

口 腔 炎

1. 处方　青梅一斤　明矾二两　上梅片二
钱

用法　青梅同明矾一起，放铁锅内文火
焙炒，待明矾化成液休，并尽被
青梅吸收，熟后去梅核，继续炒
焦存性，研细过筛，加入梅片再
研极细，瓷瓶储藏，加盖塞紧，
用时取少许搽患处。

注　此方亦可治小儿鹅口疮。

（医务人员学习班）

咽喉炎，扁桃腺炎

1. 处方　土牛夕根二两　挂金灯五钱　苦

65

1949

新 中 国
地 方 中 草 药
文 献 研 究
(1949—1979年)

1979

枝草二两

用法　上药煎汤内服，每日一剂。

（藏书公社）

2.处方　坑砂一两　煅月石三钱　煅梅片
三分

用法　上药共研细末，吹于局部。

（湘城公社）

3.处方　荔枝草（癞团草）不拘多少

用法　上药煎汤分二次服。

注　上药取鲜草打汁服，效果亦好。

（民间方）

4.处方　辣蓼草　马来头根各一把　烧酒
适量

用法　上两草放烧酒浸半小时 打 汁 含
用。

（浦庄公社）

5.处方　鲜土牛膝（臭花娘 子 草，天 明
精）

66

用法　捣烂取汁，先含再咽下去，临睡时一次最重要，连续二一一三天。

（湘城公社）

6.处方　白夏枯草一两
　用法　上药煎汤内服一日一剂。

牙　痛

1.处方　食盐　明矾各适量
　用法　用食盐明矾等量，沸水泡融，待温，频频含漱，吐去再含，直至痛止。
2.处方　荜拔一·二钱
　用法　上药研细末，搽数次能止痛。
　　　　（上两方赤脚医生学习班）

口　角　炎

1.处方　生桃仁数粒

67

1949

新　中　国
地 方 中 草 药
文　献　研　究
(1949—1979年)

1979

用法　生桃仁捣如泥，涂患处，或以香油调敷更佳。

中 耳 炎

1.处方　乌贼骨（去甲）一钱　梅片少许

用法　乌贼骨研细末，加梅片同研细末，严藏瓶内，用时以净棉蘸少许敷之。

（医务人员学习班）

2.处方　鲜虎耳草（金丝荷叶草）适量

用法　上药打汁，滴入耳内三滴，一日三次。

（西山、光福等）

烂 耳 朵

1.处方　旧粪桶耳朵木片　枯矾　东丹
　　　　三药等量

用法　木片烧灰与枯矾、东丹共研极细

68

末敷患处，或用香油调敷。连敷
数次。

（医务人员学习班）

2.处方　小鲫鱼一条　明矾适量

　　用法　小鲫鱼去肠杂放入明矾满腹，置
瓦上用火炙灰，麻油调敷。

　　注　　此方兼治皮肤湿毒。

（浒关人民医院）

鼻　　炎

1.处方　鹅不食草　辛荑等分

　　用法　上药研末，棉裹塞鼻早晚换药。

2.处方　苍耳子（野茄棵子）若干

　　用法　苍耳子晒脆，研末，棉裹塞鼻。

（赤脚医生学习班）

3.处方　苍耳子五钱　辛荑六钱

　　用法　一日一剂，煎汤分二次服。另用

69

1949

新 中 国
地 方 中 草 药
文 献 研 究
(1949—1979年)

1979

辛荑烧灰，药棉蘸灰塞鼻。

（光福公社）

鱼 骨 梗

1.处方　威灵仙二两

用法　浓煎去渣，加醋少许，徐徐咽下，骨自软化消失。

（医务人员学习班）

70

妇　科

痛　经

1.处方　制香附三钱　五灵脂三钱　丹参
三钱　延胡索三钱

用法　水煎，一日二次，连服三天，经
潮第一天服起。

（医务人员学习班）

2.处方　延胡索适量

用法　研成细末，于月经来潮第一天每
服一钱，共服三次，第二天每服
五分，第三天每服三分，均每天
各分三次服，温酒或开水加糖送
下。

（医务人员学习班）

71

1949

新 中 国
地 方 中 草 药
文 献 研 究
(1949—1979年)

1979

月 经 过 多

1.处方 黑棉花子每用二两

　　用法 炒焦成性，水酒同煎，早晚分服，
　　　　连服一周。

2.处方 荠菜干适量

　　用法 于月经期煎汤服，连服三至五天。

（赤脚医生学习班）

妊 娠 恶 阻

1.处方 文旦壳二至三钱

　　用法 扦外层黄皮（晒干备用）在妊娠
　　　　恶阻期，呕吐多涎时，开水泡药
　　　　和冰糖频喝代饮。

2.处方 灶心黄土一块（如鸡蛋大）

　　用法 研细布包，煎汤代茶。

3.处方 制半夏三钱　茯苓三钱　杭菊三
　　　　钱　川连一钱

72

用法　水煎服,如食欲不振加白术三钱,
　　　山药三钱;有寒加干姜。

　　　　　　　　　　（通安公社）

先 兆 流 产

1.处方　苎麻根二至三个(干苎麻皮亦可)
　　　　南瓜蒂二个（陈的更好）
　用法　洗净,加入银器一具,同煎服。

　　　　　　　　　（医务人员学习班）

子 宫 脱 垂

1.处方　蓖麻子仁四十九粒
　用法　打烂如泥,临睡把顶发分开,以
　　　　薄布放蓖麻子仁泥罨头顶固定勿
　　　　移,待子宫复位,立即除去。
2.处方　黄芪四钱　白术三钱　陈皮二钱
　　　　升麻一钱半　党参三　甘草一钱
　　　　当归三钱　枳壳四钱

73

1949

新 中 国
地 方 中 草 药
文 献 研 究
(1949—1979年)

1979

用法　水煎一日二次，空腹时服。

注　上法外敷治疗有效时，服此方巩固疗效。

（医务人员学习班）

产后盗汗

1.处方　五倍子适量

用法　研细末，装满脐内，用胶布封固。

（医务人员学习班）

2.处方　浮小麦一两　大红枣七枚　碧桃干三个

用法　水煎，日服一次，连服三至五天。

（医务人员学习班）

产后乳潴不出

1.处方　童木通二钱　王不留行三钱

74

用法　用猪蹄（七孔前瓜）一只、煎浓汤代水煎药，乘温顿服。

（医务人员学习班）

乳　腺　炎

1.处方　土半夏二粒

用法　用葱白衣包，塞鼻。患左乳者塞右鼻，患右乳者塞左鼻。

（里口地区人民医院）

2.处方　蒲公英一两　全瓜蒌六钱

用法　水酒各一杯，浓煎顿服，每天二次，连服三天。

（赤脚医生学习班）

3.处方　大茴香三至五分

用法　研细末，放膏药上贴患处，每天换一次。并以脱脂棉裹茴香末少许，塞鼻孔。

（赤脚医生学习班）

75

1949
新中国
地方中草药
文献研究
(1949—1979年)
1979

4.处方　黑枣一枚去核　大蜘蛛一至二只（小的三至五只）

用法　将蜘蛛塞入去核枣肉，焙炭，研末，掺于疮口，外盖太乙膏。

（里口地区人民医院）

乳房肿块

1.处方　鲜山药半斤　活鲫鱼一条（半斤）

用法　取鱼肉同山药捣烂，涂患处固定，周时换相，消失为止。如无山药，芋艿代替亦可。

2.处方　枸桔李一两　炙龟板四两

用法　二味研细末，一天三次、每次二钱，开水送服。（或黄酒送服）

（医务人员学习班）

3.处方　柴胡一钱半　玉金三钱　当归三钱　荔子核四钱　山楂四钱

用法　水煎服，每日一剂。

76

（里口地区人民医院）

乳 头 裂

1. **处方** 寒水石一钱 梅片少许

   用法 二味研细末，用荸荠打汁调和，涂于患处。

（藏书公社）

回 奶

1. **处方** 大麦四两

   用法 以二两炒焦研粉，余煎浓汤调粉服。一天一次。连服三天。另以朴硝五钱至二两，蜜调敷之。

（医务人员学习班）

阴道滴虫

1. **处方** 蛇床子五钱 黄柏三钱 苦参子三钱 枯矾三钱

1949

新 中 国
地 方 中 草 药
文 献 研 究
(1949—1979年)

1979

用法　煎汤薰洗。一日二剂。

（光福公社）

2.处方　蛇床子二两　苦参五钱　百部五钱　川椒三钱　明矾五钱

用法　宽水煎汤，就盆薰洗，隔日换药（每一帖可用二天，连用七天。）

（医务人员学习班）

子宫颈癌

1.处方　白毛藤（蜀羊泉）干者一两

用法　每日二次煎汤服，连服一个月。

2.处方　菱角（无鲜菱时用菱壳）二、三十枚

用法　宽水煎至深褐色，乘温顿服。一日三剂，不可间断，连服一月。

（医务人员学习班）

78

中草药治疗转移性子宫癌一例

处方：鲜六月雪一两　鲜石打穿一两　鲜
　　　香附五钱　鲜暮头回一两
用法：水煎，每日一剂，二次煎服。

病 例 简 介

　　徐金娣、女、二十七岁，藏书公社，建丰大队，贫农社员，已婚，生过二个孩子，因停经三个月，发现腹部生一肿块，六八年十月份，去原木渎人民医院检查为卵巢肿瘤，六九年一月九日去苏州专区医院手术摘出五斤多重肿瘤，病理切片确诊为"卵巢癌"。回家五十天后，腰酸痛不能起床，不思饮食，四月九日去上海肿瘤医院进一步检查为"子宫癌"，四月十日又去中山医院诊治，进行剖腹探视，认为病灶与宫颈、直肠粘连，无法手术。五月六

79

1949

新 中 国
地 方 中 草 药
文 献 研 究
(1949—1979年)

1979

日开始深度爱克司射线照射，照射二十天后，医生告诉家属，该病已进入晚期，为"不治之症"。医药费用去三百多元。回家后，症情转重，面黄肌瘦，卧床不起。今年八月，行割脂疗法，食欲稍好，但仍腰酸尿频。九月份，经用上方服五天后食欲大增，面色转红，精神愉快，腰痛消失。因尿频酸痛，前方加入桑寄生五钱、生黄芪五钱，车前草五钱，一日一剂，二次煎服，连服十五天后，症状全部消失。目前能走十多里路，吃两大碗饭，参加家务劳动。

（藏书公社建丰大队保健站）

80

外 科

肠 痈

1.处方 半边莲五钱 地丁草一两
　用法 煎汤内服，每日一至二次。
2.处方 半边莲四份 半夏二份 地丁全
　　　　草二份
　用法 加赋形剂制成膏，外用。
　注　 亦治疔毒。

（省六二六民间调查队）

深部脓疡

1.处方 陈小粉若干
　用法 在锅内炒至深黄色，研细，调入
　　　　酸醋如浆糊状，大口瓶 储 藏 备
　　　　用，

（医务人员学习班）

81

1949

新 中 国
地 方 中 草 药
文 献 研 究
(1949—1979年)

1979

2. 处方　芫花根茎二两　鸡蛋三只

　　用法　一起放入砂锅内煮，蛋熟去壳，
　　　　　再加锅内煮二小时，至蛋白呈褐
　　　　　色，将蛋三只一起吃完，病重者
　　　　　可连服汤少许。

　　　注　有的病人可能出现腹泻反应，饮
　　　　　米汤一碗可止。

　　　　　　　　　　　　　　（藏书公社）

3. 处方　地丁二两　蒲公英二两　络石藤
　　　　　二两　金银花二两

　　用法　均取鲜草一起打烂外敷。

4. 处方　鸭蛋一只（青壳）　大黄三钱五
　　　　　分　西黄少许　（小孩则大黄二
　　　　　钱　西黄略减）

　　用法　把蛋打一个小洞、让蛋 清 流 干
　　　　　净，剩下蛋黄，再放入大黄西黄
　　　　　隔水蒸熟内服。

5. 处方　白蔹适量

82

用法　研细末用水调浆状敷于患处包好。

6.处方　鲜半边莲二两
　用法　煎服，亦可打烂局敷。

（以上西山）

疔

1.处方　蜗牛一至二只（洗去泥垢　养一宵　再洗一次　芙蓉叶（选青绿者晒干研为细末）

　用法　二药放在石臼内打烂成饼，晒干，加梅片少许，研为细末，用时以凡士林调成硬膏。无论已**溃**未溃均可使用，每日换药二次，摊纱布上贴敷。疮头自能穿**溃**，脓栓自然脱去，直至脓净而愈。

（通安医院　镇湖医院）

2.处方　鲜地丁草适量　鲜菊花叶适量

83

1949

新 中 国
地方中草药
文 献 研 究
(1949—1979年)

1979

用法　同打汁内服。

3.处方　蜗牛壳（洗净晒干）

用法　研为细末，（用新瓦一片放炭火上焙煅、效果更佳。）将药散布疮面或用药线插入疮内，外贴太乙膏。

（通安医院　镇湖医院）

4.处方　壁虎　蛔虫（要用口中吐出来的蛔虫）

用法　开水泡后晒干，研粉。敷于疮上。

（金山医院）

5.处方　紫地丁一两　蒲公英一两

用法　同煎服。

6.处方　金银花一两　生甘草三钱

用法　煎汤代茶。

7.处方　野菊茎叶（全草）

用法　洗净打汁代茶。

84

8. 处方　芭蕉根适量。

　　用法　打汁服下。

疖

1. 处方　芙蓉叶适量

　　用法　研末，用清油调敷患处。每日换
　　　　　一次。

　　　　　　　　　　　（里口地区人民医院）

2. 处方　葎草（割人藤）四两

　　用法　打汁内服，分三次，同时用葎草
　　　　　适量煎汤外洗，每天一次。

　　　　　　　　　　　　　（吴县蛇医院）

3. 处方　蟾蜍一只

　　用法　外包纱布加水煎二小时（蟾烂）
　　　　　取汁内服。用一至二只。

　　　　　　　　　　　　　（横泾公社）

4. 处方　马齿苋或蒲公英适量

　　用法　打烂取汁内服。

1949
新　中　国
地 方 中 草 药
文 献 研 究
(1949—1979年)
1979

（医务人员学习班）

湿疹皮炎

1.处方　土大黄三十克　百分之五明矾液

用法　明矾液先加温，再放土大黄摇匀，外用治皮炎。

2.处方　蚂蚁草半斤

用法　洗净，加水约三、四斤煎汤，连渣洗浴，一般四至五次。

（北桥公社）

3.处方　斑毛十只　全虫二只　当归一分
　　　　黄柏一分　醋半斤

用法　上药共浸醋内十天擦患处，每天一次。　　　（吴县蛇医院）

4.处方　猪苦胆一只　明矾五钱　食盐三钱　冰片一钱　熟油适量（最好反复熬过的油）

用法　共为末调油内，先将头发剥光，

86

疮面用盐水洗净（遇硬痂，先用油滋润后去掉）绝不能用肥皂水洗。用少许药擦患处，（不要太多）用药后局部有些痛，约三、四分钟即减。

注　本方主治癞痢头兼治其它湿疹。

（望亭公社）

5.处方　松香三两　青夏布二两　割芝梗二两　地蒲壳二两

用法　上药烧炭，研细，麻油适量，调如糊状，用鸡毛刷擦患处，每日三次，连用十天。

注　本方主治癞痢头。忌用水洗头。

（太平公社）

6.处方　榧子一两　槟榔一两　贯众一两红藤一两

用法　煎服。咳嗽加杏仁五钱　百部四钱。

87

1949
新中国
地方中草药
文献研究
(1949—1979年)
1979

注　本方主治钩虫感染皮肤蚤痒。

（保安公社）

7. 处方　黄荆叶二两

用法　煎水洗涤患处。注：治阴囊湿疹。

（藏书公社）

8. 处方　蒘草适量

用法　煎汤洗浴，洗前用消毒针刺破，挤出黄水。一天二次。注：治脓疱疮。

9. 处方　马齿苋适量

用法　取其自然汁，棉蘸拭疮上。

注　治脓疱疮。

（医务人员学习班）

10. 处方　皂板一两半　龙衣三钱　青黛二钱　腰黄二钱　金罗底五钱　冰片三钱

用法　共研细末，菜油调匀，每天一次涂患部。　注：治湿疹。

88

11. **处方** 龟板一两半　金罗底五钱　冰
　　　　　片二钱

　　用法 研末菜油调匀，**涂患处**，一天
　　　　　一次。　注：治湿疹。

　　　　　　　　　　　　（吴县蛇医院）

12. **处方** 明矾或花椒若干

　　用法 开水泡洗一天二次，治稻田皮
　　　　　炎。

　　　　　　　　　（医务人员学习班）

水 火 烫 伤

1. **处方** 新石灰若干

　　用法 化水适量，待沉淀后，以上面之
　　　　　清水，调入麻油或菜油适量，使
　　　　　成鸡蛋黄状，涂于患处，每日三
　　　　　至四次。

　　　　　　　　　　　　（保安公社）

2. **处方** 鸡蛋十只

1949
新　中　国
地方中草药
文　献　研　究
（1949—1979年）
1979

用法　烧熟后去壳，去蛋白，取蛋黄放
　　　在锅子内将鸡蛋黄煎熬，取其油，
　　　涂患处。

（北桥医院）

3 处方．旧窗格上明瓦数片
　用法　放在瓦上炙枯，研极细末，麻油
　　　　调敷。
　注　　适用于火药炸伤。

（浒关地区人民医院）

4.处方　地榆适量
　用法　炒成炭，研细末，香油调敷。

（医务人员学习班）

痔　疮

1.处方　无花果一两（或仙鹤草二两）
　用法　煎汤内服，连服三至五天。
　注　　治痔疮出血。
2.处方　瓦松　马齿苋　鲜鱼腥草各一两

用法　宽水煎汤，薰洗局部，对肿痛者有效。

3.处方　大田螺一枚　冰片少许

用法　将田螺启厣，塞入冰片，取其水液，涂拭患处。

脱　　肛

1.处方　五倍子适量　瓦松　鸡冠花不拘多少

用法　五倍子研末，香油调敷，瓦松鸡冠花二味宽水煎汤，洗薰坐浴。

（医务人员学习班）

狐　　臭

1.处方　金炉底二两　香白芷五钱　公丁香三钱

用法　上药各研细末和匀，以麦饼或锅贴，乘温勿太烫，沾药末，睡时

91

1949
新 中 国
地 方 中 草 药
文 献 研 究
(1949—1979年)
1979

挟液窝一宿弃去。明晚复照上法。如连用七天不效，当作第二疗程。

甲 状 腺 肿 大

1.处方　鲜酸酱草一两（干）五钱

用法　煎服连续五天为一疗程。停十天再服一疗程。

（光福公社）

蟮 贡 头

1.处方　青糠二钱　蓖麻子五钱　老松香二两

用法　共打烂，按疮口大小将药摊成膏药贴患处，不须换药。

（通安公社）

鸡　　眼

1.处方　瘪桃干一两　醋三两

92

用法　共煎温洗一日二次。五、六天后能自脱。（原药汁每日煎用二次）

（通安公社）

下 肢 溃 疡

1.处方　鸡蛋七枚

用法　浸醋内倒入坛中（以蛋露醋面为度），用纸封住，隔七天七夜。小心取出鸡蛋（因蛋壳经醋浸后已软化）去醋不用，专用鸡蛋，放入一容器内，盖好待用。用毛笔蘸蛋，经常涂于患处，一日数次，过五天即结一层厚的外壳。无脓液及渗出物外漏，有痒感，可不必再涂，去厚硬壳，表面有肉芽组织长出为止。

（藏书公社）

2.处方　樟脑二斤　猪油半斤　黄柏三两

1949
新　中　国
地方中草药
文　献　研　究
(1949—1979年)
1979

豆渣适量

用法　捣和，外敷患处，每日一次。

（吴县蛇医院）

流　火

1. 处方　全蝎四只

用法　研末黄酒送服，能消肿止痛，可减少复发。

2. 处方　海蜇皮适量

用法　浸潮后贴于患处。

3. 处方　白凤仙花梗适量

用法　煎汤薰洗患处，每日一至二次，连续十次

注　　治橡皮腿。

（以上光福公社）

4. 热烘法　将患肢（橡皮腿）在木柴火上烘遍，烘至不能忍，然后用布将患腿绑扎紧，日烘一次亦可隔几

94

天烘一次。

（里口地区人民医院）

蛇 咬 伤

1. 处方　野花菊二两　淡黄芩一两　青木
　　　　香一两　鱼腥草二两　半边莲二
　　　　两　白河车（万年青根）一两
　　　　金钱草二两　车前子二两
　用法　每天一剂煎服。

2. 处方　半边莲二两　鱼腥草二两　金钱
　　　　草二两　紫花地丁二两
　用法　每天一剂煎服。

3. 处方　蜈蚣五条　腰黄五分
　用法　共研末每四小时一次，每次内服
　　　　三分。再外用异叶天南星鱼腥
　　　　草，金钱草等分适量打汁外敷，
　　　　每日一次。

（吴县蛇医院）

1949
新中国
地方中草药
文献研究
(1949—1979年)
1979

4.处方　马兰头叶　车前子叶　丝瓜叶
　　　　扁豆叶　臭花娘子叶　蛇仑草
　　　　细花菖蒲　麻雀棺材（天酱壳）
　　　　蜈蚣干　半连子叶　野茄棵　各
　　　　等量
　用法　打汁一大碗，约二十四小时内服
　　　　完。药渣外敷伤口周围处。
5.处方　半边莲一两　地丁草一两
　用法　煎汤内服或鲜草打汁服，渣外敷。
6.处方　半边莲　乌桕树叶　佛甲草各等量
　用法　共捣烂外敷；内服半边莲、地丁
　　　　草煎剂。

（以上藏书公社）

7.处方　万年青　马兰头　竹叶草
　用法　共打汁，汁内服；渣外敷。

跌打损伤

1.处方　落得打十斤　天青地白草十斤

96

用法　落得打晒干研粉，再将天青地白
　　　草煎至极浓度，然后放入落得打
　　　药粉，做成丸药。每次三钱每天
　　　三次。

（石公公社）

2.处方　落得打（鲜）一两
　用法　落得打煎汤分二次 服，一 日 一
　　　剂。或与其它伤药同时服用。

（胥口公社）

3.处方　白马兰头适量
　用法　白马兰头，蒸黄酒服。
　注　治内伤，打烂外敷治疗肿痛。

（浦庄公社）

4.处方　韭菜适量
　用法　打汁外敷。一般扭伤有效。

疯狗咬伤

处方　万年青叶一斤

97

1949

新 中 国
地 方 中 草 药
文 献 研 究
(1949—1979年)

1979

用法 　捣烂成糊状，加半斤冷开水，继续捣烂，成泡沫状，经沉淀后，取其液约一斤许。分三天吃完（共分六等分，每天服二次）。

反应 　服后腹泻、休乏。肠胃道及腹部有明显鸣响，稍影响胃口，减食，但无其他不适。

说明 　1.被疯狗咬伤后，立即可服。

　　　2.伤口用小刀稍微挑开，使毒汁外流，并用万年青叶渣外敷，二天即可。

　　　3.自一九二〇年开始治疗人数约百余人，全部治愈。

(斜塘公社府培生)

民间单验方选编

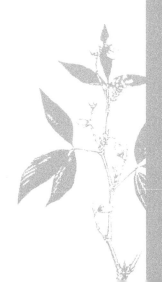

提　要

江苏省苏州市文化、教育、卫生（委员会），民间单验方中草药展览会编。

1969 年 11 月第 1 次印刷。64 开本。1.3 万字。共 78 页，其中前言、目录共 9 页，

正文、附录共 68 页，勘误表 1 页。平装本。

编者对苏州市民间单方、验方和中草药展览会上展出的一些单方、验方进行了初步整理，并汇编成本书，以供交流和推广。

本书共介绍 108 种疾病的单方、验方，按疾病科别分为 6 大类，其中内科病方，涉及感冒、咳嗽、哮喘、痢疾、疟疾、肝炎、黄疸、胆囊炎、蛔虫病、急性肾炎、慢性肾炎、关节炎、高血压、盗汗、面神经麻痹等 38 种疾病；妇科病方，涉及痛经、滴虫白带、赤白带下 3 种疾病；儿科病方，涉及婴儿肺炎、遗尿、百日咳、小儿流涎、小儿腹泻、小儿急性肾炎 6 种疾病；外科病方，涉及乳腺炎、流注、急性皮炎、牛皮癣、烫伤、痔疮、脱肛、外伤出血等 41 种疾病；伤科病方，涉及关节扭伤、跌打损伤 2 种疾病；五官科病方，涉及夜盲、慢性鼻炎、鼻渊、牙痛、急性咽喉炎、白喉、口糜等 18 种疾病。

每种疾病下列出处方若干，每方包括处方（组成）、用法，有些还标有注意事项。

书末附有初步试用中草药避孕方法、中草药治肠伤寒、中草药治疗阑尾脓肿的临床观察、727 散诊治慢性肾炎的介绍。

最高指示

把医疗卫生工作的重点放到农村去。

备战、备荒、为人民。

民间单验方选编

江苏省
苏州市 文化、教育、卫生

民间单验方中草药展览会

一九六九年十一月

目　录

内　科

1

1949
新 中 国
地方中草药
文 献 研 究
(1949—1979年)
1979

2

1949

新 中 国
地 方 中 草 药
文 献 研 究
(1949—1979年)

1979

4

5

1949
新　中　国
地 方 中 草 药
文 献 研 究
(1949—1979年)
1979

伤　　科

五　官　科

6

· 白 页 ·

内 科

感 冒

处方　野香茹(鲜)一钱——二钱
用法　水煎内服，每日一剂，分二次服。
（中医医院西山小分队）

处方　紫苏三钱　薄荷一钱　香葱三根
用法　水煎内服
（中医医院）

处方　紫苏三钱　杏仁四钱
用法　水煎内服
（中医医院）

处方　荆芥三钱　貫众三钱　紫苏三钱
　　　甘草一钱五分
用法　加水煎服，每日一剂，连服三天。
（中医医院采集）

1

1949

新　中　国
地 方 中 草 药
文 献 研 究
(1949—1979年)

1979

处方　桑叶(鲜)一两　桔更(鲜)五钱
　　　薄荷(鲜)二钱　银花(鲜)五钱
用法　加水煎服，每日一剂，二次分服。本
　　　方适用感冒咽痛。

（中医医院西山小分队）

处方　马鞭草一两五钱　羌活五钱
　　　青蒿一两
用法　加水煎，分二——三次内服。
　注　无羌活改用荆芥五钱，咽痛加桔更五
　　　钱

（省展览会）

咳　　嗽

处方　老枇杷叶(鲜)五片
用法　去毛抽筋，用布袋包扎，加水煎服。
　　　服时加糖少许，分二次温热，连服三
　　　至四天。

（延安区联诊）

2

处方　桔更（鲜）二两　絲瓜藤（鲜）二两
用法　加水煎服。

（吴县藏书公社许世根）

处方　鹅不食草（鲜）一两　车前草（鲜）一两
用法　加水煎服，每日二——三次

（市郊虎丘公社）

处方　天门冬根三只　建兰叶四张
用法　水煎內服，每日一次。
注　适用于气管炎剧咳，一般一、二天即
　　效。

（市郊长青公社）

咳　喘

处方　佛耳草（鲜）一两
用法　加水煎服

（中医医院）

3

1949
新 中 国
地 方 中 草 药
文 献 研 究
(1949—1979年)
1979

处方　半边莲(鲜)一两　鹅不食草(鲜)五钱
　　　枇杷叶五片
用法　加水煎服，连服四天。
　　　　　　　　　（中医医院西山小分队）

处方　胡颓子叶
用法　取叶洗净焙干，杵成绿色粉末，早夜
　　　各服二钱。

　　　　　　　　　　　（药检所）

处方　白毛夏枯草
用法　取鲜草三、四两，煎去渣，加冰糖溶
　　　化后内服。

　　　　　　　　　　（民间验方）

处方　荆芥三钱　苦参三钱　制蚕二钱
　　　蝉衣五分　白金丸(包)二钱
用法　四味煎汤分二次送服白金丸
　注　适用于钩蚴急性感染之咳喘，一般三
　　　剂，多则五、六剂即效。

　　　　　　　　　　（中医医院）

4

哮　喘

处方　蜒蚰(俗名鼻涕虫)七——八条
　　　白茯苓三钱

用法　先将二药同捣烂，晒干研末，再以去
　　　节麻黄二钱煎汤，拌和药末为丸，晒
　　　干。每服五分，每日三次，連服七至
　　　十天。

（省展覽会）

处方　蚕豆(炒熟)

用法　将炒熟的蚕豆放在自己尿內浸泡，等
　　　其尿被吸收后服用。每日三次，連服一
　　　个月左右。3—5岁每次三钱到五钱；
　　　6—10岁每次八钱到一两；10岁以上
　　　每次一两到一两五钱。

（省展覽会）

处方　癩蛤蟆一只　白胡椒十五粒

5

1949

新 中 国
地 方 中 草 药
文 献 研 究
(1949—1979年)

1979

用法 取白胡椒纳入蛤蟆口中泥封，放火中煨存性研细末，匀分两包。每日一次，每次一包，连服七至八天。儿童用量酌减。

（省展览会）

处方 楓茄花若干
用法 切细晒干备用。用时以楓茄花装入旱烟筒，每吸1—2筒即能平喘。
注 本法不宜多用、久用。

（中医医院）

肺 膿 瘍

处方 鱼腥草（鲜）一两
用法 加水煎服

（中医医院西山小分队）

处方 猪肺一具 小青壳螺蛳一斤
用法 二味放砂锅内煮烂，滤出清汁饮服。

6

（煎时不放鹽）連服十天。

（中医医院）

处方　生蚌肉
用法　以生蚌肉剪小吞服，一日二次，每次
　　　一只。
　注　消化不良者，此法不宜用。

（吴县郭巷红庄大队驗方）

处方　桔更五钱至一两　魚腥草五钱至一两
　　　陈皮四钱　冬瓜子五钱
用法　上药用鲜，四味水煎內服。

（市郊虎丘公社）

痢　　疾

处方　辣蓼一两　地錦一两
用法　水煎服，每日一剂。

（省展覽会）

7

1949

新 中 国
地 方 中 草 药
文 献 研 究
(1949—1979年)

1979

处方　乌蔹莓(鲜乌龙草根)二两至四两
用法　除去红皮，打烂煎湯，每日二次，連
　　　服三天。

（省展覽会）

处方　查炭　银花
用法　二味等分打烂，用蜂密为丸。每日二
　　　次，每次三钱。

（中医医院）

处方　杨梅
用法　取杨梅浸酒，愈陈愈好(三年以上)。
　　　每日服三至五只，服二天即愈。

（红旗区联診）

处方　大蒜头
用法　用大蒜头四至五瓣打烂，下面条，不
　　　放油、鹽、醬、醋內服。

（红旗区联診）

处方　红茶叶一两　生姜三片
用法　加水濃煎內服。

（红旗区联診）

处方　白扁豆五钱　红糖五钱
用法　水煎內服

（中医医院）

处方　马齿苋（鲜）一两至二两
用法　煎湯內服（酌量加糖），每日二至三次，
　　　連服三至四天。

（中医医院西山小分队）

处方　鳳尾草（鲜）一两
用法　水煎內服，連服数天。

（中医医院西山小分队）

处方　翻白草一两（鲜）
用法　水煎內服，分二次服，連服数天。

（中医医院西山小分队）

1949

新　中　国
地方中草药
文　献　研　究
(1949—1979年)

1979

肠　炎

处方　萹蓄草(鲜)一两
用法　水煎內服，連服数天。
(中医医院西山小分队)

处方　萹豆叶(鲜)二两
用法　打爛取汁加醋数滴，水煎服，連服
　　　二、三天。
(中医医院西山小分队)

处方　马齿苋(鲜)一两
用法　小便少加鲜车前草一两，腹痛加生姜
　　　三片,糖适量,加水煎服，連服数天。
(中医医院西山小分队)

疟　疾

处方　水蜈蚣草(别名金鈕草)

10

用法　用鲜草二两，加水浓煎，每日服三
　　　　次。

（中医医院）

处方　甘遂　甘草
用法　二味等分研末，外用贴脐。

（中医医院）

处方　鲜地榆根（洗净）三两至四两
用法　加水煎，疟发前二小时温服。
　注　本方对日疟、间疟均效，尤以初疟疗
　　　　效较显。

（省展览会）

处方　辣火子
用法　于发作前一小时吞服一次。儿童量为
　　　　十四粒，成人量为二十粒。
　注　一般一次见效

（市郊长青公社）

11

1949

新　中　国
地方中草药
文　献　研　究
(1949—1979年)

1979

肝　炎

处方　板蓝根一两　紫草根一两　山豆根一两

用法　三味用冰糖收炼成膏，每日三次，每次服一匙。

注　适用于黄疸型。

东风区联诊

处方　平地木(鲜)一两　茵陈(鲜)五钱

用法　水煎内服，连服半月。

注　适用于黄疸型。

（中医医院西山小分队）

处方　石见穿(鲜)一两

用法　水煎内服，连服十天。

注　适用于黄疸型。

（中医医院西山小分队）

12

处方　茵陈五钱　貫众五钱
用法　水煎內服。
　注　适用于**黄**疸型。

（中医医院）

处方　天青地白草
用法　取根二两，煎湯加红糖二两，每日分
　　　二次服。

（中医医院采集）

黄　　疸

处方　神仙对座草二两
用法　加水煎服，每日一剂。

（市郊虎丘公社）

胆　囊　炎

处方　金钱草（鮮）一两　蒲公英（鮮）一两
　　　香附（鮮）五钱

13

1949

新 中 国
地方中草药
文 献 研 究
(1949—1979年)

1979

用法 水煎內服，連服半月

(中医医院西山小分队)

胃 痛

处方 生香附(鲜)三钱 小桔子(未成熟)一
钱五分
用法 加水煎，每日一剂，分两次服。

（中医医院西山小分队）

处方 香附子(鲜)一两 延胡素(鲜)一两
洋金花叶四张
用法 水煎內服。

（市郊虎丘公社）

处方 代代圓(干)二钱 刀豆(干)二钱
用法 水煎內服，一日二次。
注 兼治呃逆。

（市郊虎丘公社）

14

处方　鷄蛋壳

用法　洗淨晒干或焙干，研末备用。每天二次，每次一钱五分，开水送服。

注　适用于胃潰瘍，兼治軟骨病，小儿每次五分，每天二次。

（延安区联診）

冷　腹　痛

处方　生姜　食鹽

用法　1.生姜三片，用飯沫湯一碗冲，加糖服。

2.食鹽炒热，包熨患处。

（中医医院）

腸寄生虫腹痛

处方　葱白一把　蔴油一杯

用法　以葱白打汁一盅温飲，随服蔴油一杯。

（市郊婁葑公社）

15

胆 道 蛔 虫 症

处方　乌梅一两　天名精子五钱　香附子一
　　　两　石榴皮三钱
用法　煎汤内服。

（市郊虎丘公社）

蛔 虫 病

处方　苦楝根皮（刮去红皮）二两
用法　水煎内服，每日二次。

（省展览会）

姜 片 虫 病

处方　槟榔　黑丑
用法　研末或为丸，一次吞服三钱至四钱，
　　　小儿减半，孕妇忌服。
注　　服药二、三小时后，即见下虫。

（中医医院）

16

血吸虫病发热

处方　鸭跖草一两　辣蓼一两
用法　水煎内服。

（中医医院香山小分队）

血吸虫直肠淋巴肉芽肿

处方　苦参子肉
用法　用桂圆去核后，包裹苦参子肉吞服。
　　　每日二次，每次十四粒，连服三至五
　　　天。

（中医医院）

腰　　痛

处方　地必虫
用法　地必虫焙黄研末。每晚一次，每次三
　　　只，白开水（黄酒更佳）送服。

17

1949

新 中 国
地方中草药
文 献 研 究
(1949—1979年)

1979

注　疗程一至六次，孕妇忌服。

（中医医院）

乳　糜　尿

处方　向日葵茎心二尺，水芹荣根（洗淨）二
　　　两
用法　水煎內服，連服数天。

处方　荸薺連芽
用法　洗淨后連芽每日服一斤。

（第三人民医院）

急　性　肾　炎

处方　河白草（杠板归）一斤
用法　水煎內服一杯，同时外用洗浴，連用
　　　三至五次可愈。

（上方山蛇医医院）

18

处方　浮萍草五钱　车前草一两　╌╍╍一
　　　钱
用法　上药用鲜，加水煎，分二次服，每日
　　　一剂

（省展览会）

慢 性 肾 炎

处方　棉花根一两　冬瓜皮五钱　白茅根一
　　　两五钱
用法　水煎内服，连服半月。

（中医医院）

处方　毛茛三至四株　移星草一把
用法　上药打烂做成鸽蛋样大，放置"內关"
　　　穴上，（左右手不计）留一宿，待起泡
　　　后弃去，用針刺孔流尽黄色粘液即可。
　　　轻症一至二次，重症三至四次，左右
　　　手交替敷药。

（市郊横塘公社）

19

1949

新 中 国
地 方 中 草 药
文 献 研 究
(1949—1979年)

1979

小 便 淋 痛

处方 鳳尾草一兩　蜀羊泉一兩

用法 水煎內服，每日一剂，二次分服。

（中医医院）

小 便 不 通

处方 山枝子三个　独瓣大蒜一个

用法 上药打爛塗臍部

（市郊橫塘公社）

关 节 炎

处方 蒼耳子五钱

用法 水煎內服。

（中医医院）

处方 天仙籐（靑木香籐）一兩

20

用法　濃煎內服。

（市郊橫塘公社）

处方　威灵仙五钱　酒妙桑枝二钱　絲瓜絡二钱

用法　水煎內服。

（市郊虎丘公社）

化膿性关节炎

处方　六月雪（鲜）一两

用法　水煎內服，連服半月。

（中医医院西山小分队）

脱　力

处方　威灵仙（鲜）一两

用法　水煎內服，連服数天。

（中医医院西山小分队）

21

1949
新 中 国
地方中草药
文 献 研 究
(1949—1979年)
1979

处方　鬼針草一把
用法　水煎内服。

（吴县光福公社山前大队）

高　血　压

处方　决明子五钱　薢莱花一两　臭梧桐一
　　　两
用法　水煎内服。

（中医医院）

处方　枸骨根(鲜)三钱
用法　加水煎，每日代饮，連服十天。

（中医医院西山小分队）

处方　青木香一两　野菊花一两　地骨皮五
　　　钱　夏枯草一两
用法　水煎内服，每日一剂。

（市郊虎丘公社）

22

荨麻疹

处方　地肤子一两　白鲜皮一两
用法　水煎内服。

(中医医院)

鼻　血

处方　茜草(鲜)五钱
用法　水煎内服，每日三次。

(中医医院西山小分队)

处方　侧柏叶
用法　用鲜打汁半杯冲服。

(红旗区联诊)

处方　平地木(鲜)一两
用法　加水煎，每日一剂，二次分服。

(中医医院西山小分队)

23

1949

新 中 国
地方中草药
文 献 研 究
(1949—1979年)

1979

处方　井边青苔
用法　洗净塞鼻。

（中医医院）

咳　　血

处方　墨旱莲三钱　铁苋二钱
用法　水煎内服，每日二次。

（市郊虎丘公社）

吐　　血

处方　白芨末一钱
用法　每日一次冲服。

（中医医院）

处方　小蓟草(鲜)三两
用法　洗净挤汁饮服，每日一次，血止为度。

（市郊虎丘公社）

24

便　　血

处方　生地榆(鲜)一两　　侧柏叶(鲜)二两
　　　墨旱莲(鲜)五钱
用法　水煎内服。

（市郊虎丘公社）

处方　柿饼
用法　每日服二至三只。

（中医医院）

尿　　血

处方　瞿麦根一两　红糖适量
用法　加水煎，分二次服，每日一剂。

（省展览会）

25

过 敏 性 紫 癜

处方　大红枣二两

用法　每天以红枣煎湯内服。

（第二人民医院）

盗　　汗

处方　五倍子末五分　硃砂一分

用法　上药和匀研末，取适量用冷开水调成
糊状，塡满臍内，上以膏药复盖。

（中医医院）

面 神 經 麻 痹

处方　山葡萄五钱　大薊根五钱

用法　上药加醋适量，打爛，外敷患处。

（省展覽会）

26

妇 科

痛 經

处方　益母草一两　红糖二两　老生姜五钱

用法　水煎热服。

（中医医院）

处方　艾叶三钱　香附三钱　生姜二片　赤
　　　砂糖二匙

用法　水煎內服。

（红旗区联診）

滴 虫 白 带

处方　蛇床子四钱　苦参子三钱　百部三钱
　　　明矾一钱　黄柏三钱　艾叶一钱

用法　每日煎湯，薰洗二次。

（中医医院）

1949

新　中　国
地 方 中 草 药
文　献　研　究
(1949—1979年)

1979

赤　白　带　下

处方　鳳凰草根二两　车前草七株

用法　煎湯一、二碗，一日三、四次服完，
可连续服用，至愈为止。

注　本方亦可试用于子宫颈癌。

（省展览会）

儿　科

婴　儿　肺　炎

处方　活蚌一只

用法　将活蚌劈开少许，投入消毒过的硬性
异物一件，即有蚌水滤出，再把蚌水
温热后，灌入患儿口中。

（第四人民医院）

28

遗　　尿

处方　硫黄一两五钱　大葱根七根

用法　上药混合打烂，每晚临睡时，敷于脐部，用油纸复盖，三角巾固定，至翌晨取下，以四次为一疗程，有的一次即愈。

（药检所采集）

百　日　咳

处方　鹅不食草　鲜者一两或干者一钱　枇杷叶五片（去筋毛）

用法　上药加水与适量冰糖，用文火煎。每日一剂，二次分服，连服二、三天。

（中医医院西山小分队）

处方　向日葵茎心二尺

用法　上药剪断加冰糖二两，水煎内服，连

29

1949

新 中 国
地 方 中 草 药
文 献 研 究
(1949—1979年)

1979

服数天。

（中医医院）

处方　太湖老卜一个
用法　連皮切块，煎湯加糖熬膏。每日二至
三次，每次三至四匙。

（中医医院）

处方　甘草一钱　天将壳三钱　大蒜二瓣
冬瓜子三钱
用法　加水四杯，煎成二杯，加糖口服。每
日一剂，多次分服。

（中医医院）

处方　蚱蜢
用法　取蚱蜢去头足，炙灰，每天十只，顿
服。

（市郊长青公社）

30

小 儿 流 涎

处方　生白术五钱　白糖一匙
用法　二味蒸服。

（中医医院）

处方　天南星一两
用法　上药研末醋调，晚间敷于足心涌泉穴，再以布条缠紧，翌晨解去，一般二天后已能见效。
注　注意不可内服。

（中医医院）

小 儿 腹 泻

处方　鬼针草（鲜）一把
用法　上药加水浸泡后，煎取浓汁。用时连渣放在桶内，薰洗三至四次。腹泻较重者每日薰洗六次，连续二至三天。

31

1949

新 中 国
地 方 中 草 药
文 献 研 究
(1949—1979年)

1979

1——5岁儿童薰洗脚心； 6——15岁薰洗至脚面；严重者薰洗部位可适当提高。

（省展览会）

小儿急性肾炎

处方　活鲤鱼一条　葱头五个
用法　以二物在石器内打烂，敷于脐部，以布帛包紮。

（第一丝厂）

外　科

热　疖

处方　芭蕉杆
用法　打烂取汁，以棉花蘸透贴患处。

（延安区联诊）

32

痄　腮

方　白菜根
用法　燒湯，当菜吃，每天三、五两。

（市四院）

方　板蘭根（鮮）二两
用法　水煎服，連服数天。

（中医医院西山小分队）

方　半边蓮（鮮）一两
用法　水煎服，連服数天，并可打爛外塗。

（中医医院西山小分队）

痰　痛

方　水仙花根数枚　白糖适量
用法　以水仙花根剝去赤老皮，和糖少许同

33

1949
新　中　国
地方中草药
文　献　研　究
(1949—1979年)
1979

打烂，塗于痛上，可止痛消腫。

（中医医院）

处方　金钱重楼根一枚
用法　取团圆者一枚，水磨，塗腫块处，每
　　　天三、四次。

（横塘公社）

瘰　　癧

处方　割人籐嫩头（葎草）
用法　用鲜草打汁，每日服一杯酒，药渣可
　　　外敷。

（红旗区联诊）

处方　天龙(即壁虎)
用法　炙灰，每天服一条。

（中医医院）

34

雪口（鹅口疮）

处方　元宝草

用法　取全草阴干，研末吹患处。

（中医医院采集）

疔　　疮

处方　蛔虫　壁虎　等分

用法　上药阴干焙黄，研成细末，磁瓶收藏，临用敷于疮顶，能提脓解毒。

（吴县木渎镇验方）

处方　野菊花

用法　取鲜草打汁，内服每次一两。

（中医医院）

35

1949

新 中 国
地 方 中 草 药
文 献 研 究
(1949—1979年)

1979

乳 腺 炎

处方　蒲公英一两
用法　加水煎服

（延安区联诊）

处方　露蜂房五钱
用法　上药置瓦上焙黄，研末，以黄酒四两
　　　调服，每日一次。
　注　服后疼痛即可改善，一般初起一服，
　　　重者不过三服，对有化膿趋势者无
　　　效。

（中医医院）

处方　水仙球根　三——四只　米飯适量
用法　剥去外皮，打爛，同米飯煉和，敷患
　　　处。

（中医医院）

36

奶酥不通

处方　公丁香

用法　打碎用棉花包裹，塞入鼻腔内，右乳
　　　不通塞左鼻，左乳不通塞右鼻，香气
　　　消失则更换，一昼夜后乳房硬块逐渐
　　　软化。

（中医医院）

背疽（发背、搭手）

处方　陈小粉（小麦加水，浸透，打碎过滤去
　　　渣，沉淀出的淀粉。）

用法　上药放锅内炒至起烟深黄色取出，放
　　　地冷透，研末备用。红腫，以冷开水
　　　加些大黄末调敷；腫处色白不红以酸
　　　醋少加些姜末调敷，未破，敷腫痛处
　　　已破，敷四周。

注　　1.陈小麦以贮存二、三年以上者为佳。

37

1949

新　中　国
地 方 中 草 药
文 献 研 究
(1949—1979年)

1979

2. 此方已驗证1110例，均获显效。

（省展覽会）

处方　生南星五钱　五倍子五钱　白蜜二两
用法　共研细末和匀，白蜜加水适量煮沸数
滚，再将药末用冷开水调匀，倒入蜜
水中，攪拌成軟膏状，以紗布攤貼患
处，敷药范围与患处红腫相当，如已
成潰瘍，先以鹽水洗淨創口后再敷
药。

（省展覽会）

腸痛（急性兰尾炎、兰尾膿肿）

处方　红籐二两　地丁草一两　大黄䗪虫丸
三钱。
用法　前二味水煎送服丸药。

（中医医院）

处方　红籐二两　地丁草一两　敗醬草一两

38

赤芍一两　枳壳五钱　生川军三钱
用法　煎服。一日一剂。

（中医医院）

流　注

方　芫花一两　鷄蛋三只
用法　先将芫花、鷄蛋加水同煮，蛋熟后，
　　　去壳再煮至鷄蛋发黑色为度，只吃鷄
　　　蛋不喝湯。服后如大便泄瀉过多（五，
　　　六次以上），飲米湯一碗，少加白糖服
　　　之，泄瀉即止。

（省展覽会）

方　甘遂五分　白芥子五分　大棗适量
用法　大棗燉爛去皮核，将上药研末，掺加
　　　棗内打和，攤成糕状蒸透，上列为一
　　　日量，分二次服。
注　服后有腹痛溏便二、三次。

（中医医院）

39

鹤 膝 瘋

处方　老虎脚迹草(毛莨)

用法　取梗叶打烂，用瓦楞壳盛满二爿，放
在关节两侧，外用布缠好，一夜后放
开，局部感痒，皮肤出现红斑，旋即
起泡，待增大后，用針刺破，流尽稠
水即愈。

（市郊横塘公社）

老 烂 脚

处方　豆渣　白糖

用法　取适量豆渣加白糖少许，同打填敷烂
潭，日易一次。

（延安区.联診）

处方　鲜百合一只　白糖适量

用法　上药打烂，填满患处，以布裹紧，每

40

夜换一次，病人有温暖舒适感，溃疡
肉芽日见转鲜，愈合较快。

（中医医院）

处方　陈年石灰
用法　研极细末，掺于患处，外覆膏药，每
日一次。

（中医医院）

流火（下肢丹毒）

处方　油菜叶（芸苔）
用法　打烂，涂患处，干则更换。

（中医医院）

小儿赤游（丹毒）

处方　萹蓄草
用法　取鲜草生打，敷患处。

（中医医院）

41

1949

新 中 国
地 方 中 草 药
文 献 研 究
(1949—1979年)

1979

象 皮 腿

处方 蓖麻叶　白果树叶，各等分
用法 水煎熏洗患肢，每日一次。

(省展览会)

处方 核桃树叶十大片　鷄蛋三只
用法 核桃树叶与鷄蛋同煮，蛋熟后去壳，
再煮二小时许，以鷄蛋色黑有苦味为
度，每日早、中、晚各食鷄蛋一枚。
　注　（1）服后有轻度头晕，余无不适，以
一个月为一疗程。
（2）本方应与上方同用。

(省展览会)

手 足 皲 裂

处方 羊骨內髓脂
用法 羊骨水熬取脂，揉搓患处。

(中医医院)

42

处方　豨莶草一两　鲜猪肉皮二两

用法　焐烂，将手足浸揉半小时，揩干，连浸半月有效。

注　忌肥皂

（中医医院）

毛 囊 角 化

处方　青小蛇

用法　用青小蛇弃肚杂，放砂锅内烹熟当菜吃，逐见毛囊变软。

（中医医院）

千 日 疮

处方　生香附一两　木贼草一两

用法　煎汤频洗患部，一日二、三次。

（中医医院）

43

1949

新 中 国
地 方 中 草 药
文 献 研 究
(1949—1979年)

1979

鹅 掌 风

处方　新鲜臭梧桐　适量
用法　水煎浸洗

（中医医院）

急 性 皮 炎

处方　生山查一两　生甘草五钱
用法　上药煎汤洗患处。

（中医医院）

蛀 发 癣

处方　闹羊花二钱　鲜毛姜五钱
用法　上药浸烧酒中，一月后，蘸酒涂患部

（延安区药店）

44

牛 皮 癣

处方 生猪肝 适量
用法 打泥外涂

（中医医院）

处方 生韭菜一两 生大蒜一两
用法 二味打泥，包纱布内，烘热，用力擦
患部，一天二次，二——三天逐渐好
转。继擦二日痊愈。

（中医医院）

处方 谷树汁
用法 毛笔蘸涂

（中医医院）

鬎鬁头（黄癣、白癣）

处方 猪苦胆汁

45

1949

新　中　国
地方中草药
文　献　研　究
(1949—1979年)

1979

用法　上药涂布头部患处。

（中医医院）

膿　疱　疮

处方　小青草(爵床)三钱　鲜絲瓜叶
用法　小青草煎服，絲瓜叶打烂外擦。

（市郊虎丘公社）

暑　痦

处方　鲜臭梧桐三两
用法　水煎，乘热用之洗浴，每日二次。

（市郊虎丘公社）

白　癜　疯

处方　防风　枯矾　密陀僧　等分
用法　上药和匀研末，以黄瓜片蘸擦患部

（中医医院）

46

处方 鳗鲤

用法 熬油外搽

（中医医院）

处方 菟絲草25公分　75％酒精100毫升

用法 将草放入酒精，浸24—48小时，经过
滤后，涂布患处，一日三次。

（中医医院采集）

阴 囊 湿 疹

处方 威灵仙五钱　苦参五钱　蛇床子五钱

用法 煎汤外洗

（中医医院）

处方 紫苏叶二钱　艾叶二钱　明矾二钱

用法 煎汤熏洗

（中医医院）

47

1949

新中国
地方中草药
文献研究
(1949—1979年)

1979

粪毒（钩虫感染引起皮疹）

处方　竹叶草（鸭跖草）一把。

用法　打烂敷患处。

（市郊横塘公社）

鸡　　眼

处方　胡葱（取葱管中稠液）

用法　洗足后，剖开葱管，复盖患处，外以
　　　绑布扎好，逐日更换。

（中医医院）

烫　　伤

处方　蒲公英

用法　取其鲜根打汁，贮碗内待其凝成糊
　　　状，以之涂于伤处，每日二次。

48

处方　地榆
用法　采后阴干，研细末，麻油调敷。
（市郊横塘公社）

处方　生军　地榆各等分
用法　研细末，用油调敷。
（中医医院）

处方　风化石灰
用法　石灰半杯加清水至一杯，澄清用液，
　　　加麻油(或菜油)等量，用毛笔搅和如
　　　糊状，蘸涂伤处。
（延安区联诊）

处方　鲜鷄蛋　白糖适量
用法　用鷄蛋清(去黄)与白糖调和，敷于伤
　　　处。
（中医医院）

49

1949

新 中 国
地 方 中 草 药
文 献 研 究
(1949—1979年)

1979

蜈 蚣 螫 痛

处方　蜒蚰

用法　打爛、敷于螫处，立止疼痛。

(中医医院)

处方　蒲公英

用法　打爛外敷

(中医医院)

蜂 刺 蝎 螫

处方　鲜芋芳梗　适量

用法　打爛擦患部

(中医医院)

毒 蛇 咬 伤

处方　九头狮子草二两　鬼臼草二两　半边

50

蓮二两 水苏二两 虎杖草二两

用法 上药用鲜共打汁，和香醋二两，冲服

（蛇医医院）

处方 半边蓮二两 半枝蓮二两 水苏二两
魚腥草二两 车前草二两 万年青叶
一两

用法 上药用鲜打汁，加醋一两內服。

（蛇医医院）

处方 半边蓮二两 车前草二两 金钱草二
两

用法 上药用鲜打汁，內服。

（蛇医医院）

处方 石蒜二两 山葡萄根皮一两 食鹽少
许

用法 打爛敷患处，留孔出毒液。

（省展覽会）

51

1949

新 中 国
地 方 中 草 药
文 献 研 究
(1949—1979年)

1979

疯 狗 咬

处方　淡豆豉末　面粉等分　菜油适量。

用法　上药和匀以菜油调成丸状，以手搓滚
　　　疮口，久之剖开，可见茸毛样物质，
　　　则弃茸毛，再搓，直至茸毛不再出现
　　　为止。

（中医医院）

蛇病（带状疱疹）

处方　蚯蚓　麻油

用法　活蚯蚓若干，放瓦上焙干研细，加麻
　　　油适量调匀，涂敷患处，每日二、三
　　　次，一般四——五天可奏效。

（中医医院）

处方　海金沙鲜草

用法　用鲜草叶，以冷水洗净捣烂，加入适

52

量烧酒，调敷患处，每日一至二次。

（中医医院）

痔　疮

处方　马齿苋　鱼腥草　苦楝皮　朴硝各五钱

用法　煎汤坐浴

（中医医院）

脱　肛

处方　五倍子三钱研细　明矾七钱

用法　水煎坐浴

（中医医院）

痔核脱垂发炎肿痛

处方　鲜臭梧桐叶　半斤

用法　煎汤薰洗坐浴。

（市郊虎丘公社）

53

1949

新　中　国
地方中草药
文　献　研　究
(1949—1979年)

1979

刀　創　出　血

处方　侧柏炭一两　青黛一钱
用法　上药和匀收贮瓶中，临用撒于創口，
　　　上复消毒紗布，以綳带扎紧。

（中医医院）

外　伤　出　血

处方　絲瓜叶
用法　晒干研末，外敷。

（市郊虎丘公社）

处方　烏賊骨
用法　研末，外敷。

（市郊虎丘公社）

54

伤 科

关节扭伤(急性)

处方　韭菜
用法　打烂，加面粉少许，调和外敷。每日
　　　二次。

（市郊虎丘公社）

处方　稻草全株
用法　以稻草烧灰，加75%酒精调成泥，敷
　　　于伤处周围，再加盖敷料（加油纸或
　　　菜叶一张，防止水份挥发），每日换
　　　药一次。

（中医医院）

跌 打 损 伤

处方　鲜地龙(蚯蚓)
用法　洗净焙干,研末,每次二钱,用酒送服。
（中医医院采集）

55

1949

新　中　国
地 方 中 草 药
文　献　研　究
(1949—1979年)

1979

五 官 科

赤　　眼

处方　青箱子(鲜)一两，　半边蓬(鲜)一两
用法　水煎服，连服三天。

（中医医院西山小分队）

处方　土黄连
用法　晒干研末外用，　每用三分，　点大眼角
　　　内

（中医医院西山小分队）

夜　　盲

处方　生苍术一两
用法　水煎服，　一周见效。

（市郊虎丘公社）

56

眼丹(麦粒肿)

处方　芙蓉花叶

用法　研末，用时以麻油或菜油调糊，敷于红肿处，每日换一次，二、三次即愈。

（中医医院）

睑缘炎

处方　凤凰油（鸡蛋清在铜器内熬取）

用法　用时加干眼药（中药铺均有供应）调成糊状，每日外涂三次。

（中医医院）

慢性鼻炎

处方　青苔

用法　取鲜草裹纱布内，轮流塞于两鼻孔，每三、四小时更换一次。

（东风区联诊）

57

1949

新　中　国
地方中草药
文　献　研　究
(1949—1979年)

1979

鼻　淵

处方　青木香　藁香　辛夷心　蒼耳子　魚
　　　腦石　等分
用法　研末，塞鼻。

（中医医院）

慢性付鼻竇炎

处方　芙蓉叶
用法　阴干研细末，每天三、四次，吹入患
　　　鼻

（东风区联诊）

姜縮性鼻炎

处方　蜂蜜
用法　每天用清水洗净鼻脏，以手蘸蜜少
　　　许，涂于鼻腔内。每天一、二次，连

58

用一、二周。

（市郊横塘公社）

急性中耳炎

处方　虎耳草

用法　取鲜草洗净打汁，滴入患耳中，每日
三次

（市郊虎丘公社）

耳聋初起

处方　石菖蒲

用法　上药研粉，塞耳道中。

（吴县洞庭公社）

牙病

处方　六月雪（鲜）二两，（干者一两）

用法　浓煎内服

（市郊横塘公社）

59

1949

新　中　国
地方中草药
文　献　研　究
(1949—1979年)

1979

处方　白芍三钱　干姜一钱五分　良姜三钱
铜绿三钱　飞雄黄一钱五分　细辛一
钱五分　冰片一分

用法　上药共研细末，磁瓶收贮，用时先将
鼻腔拭净，然后取药适量按于鼻孔嗝
入，左牙痛嗝入左鼻，右牙痛嗝入右
鼻，疼痛剧烈，可两鼻同嗝，泪出则
痛止，止痛快的仅二三秒钟即见效。

（中医医院采集）

牙 龈 出 血

处方　明矾　枯矾

用法　先将明矾按 3% 的比例化水漱口，然
后掺上枯矾。

（市郊虎丘公社）

处方　茄子（取柄）

用法　将茄子在饭锅内蒸烂，取柄阴干，
在瓦上炙灰研细，加入冰片少许吹

60

用。

（市郊横塘公社）

拔牙后出血不止

处方　明矾　适量

用法　研极细末，嵌于拔牙的空隙，以棉花
　　　咬紧即可。

（中医医院）

急性扁桃腺炎

处方　天名精根

用法　打烂挤汁吞咽，成人每日二次，每次
　　　15毫升，小儿每日二次，每次10毫升

（市郊虎丘公社）

处方　半边莲(鲜)一两

用法　加水煎服，连服数天。

（中医医院西山分院）

61

1949

新 中 国
地 方 中 草 药
文 献 研 究
(1949—1979年)

1979

急 性 咽 喉 炎

处方　青边万年青叶
用法　打烂拌醋挤汁，成人每日二次，每次
　　　一片，小儿每日二次，每次半片。

　　　　　　　　　　　　　　（市郊虎丘公社）

白　　喉

处方　天名精根（俗名臭花娘子）
用法　加水浸打汁，含漱，重者服一茶杯。

　　　　　　　　　　　　　　（中医医院）

口糜（徽菌感染）

处方　野蔷薇花三钱—五钱
用法　每日水煎代茶饮。

　　　　　　　　　　　　　　（中医医院）

62

魚 骨 鯁

处方 威灵仙一两

用法 加水二碗，煎成一碗，徐徐嚥服，半到一时尽剂。

（中医医院）

附 条：

初步試用中草药避孕方法

避孕1号：

苦丁茶五钱，鹿啣草三钱，川牛夕三钱，寒水石六钱煎湯服，经后服三剂連服三月。

避孕2号：

紫草茸 黃柏

等量，经后每天服一钱，研末裝膠囊連服七天，续三个月。

避孕3号：

丹参五钱，芸苔子五钱，春蚕蛇纸方

· 6

1949

新 中 国
地 方 中 草 药
文 献 研 究
(1949—1979年)

1979

一尺×2张，鳳仙子五钱

研细末，水泛为丸，每晚服三钱陈酒浸化，在经后或产后连服五天，续三个月。

初步观察：

1. 避孕2号，经服药七例统计：二例服药三月，五例服药二月，月经一般如前，无不良反应，亦未受孕，仅一例超前五天，量稍多。

2. 避孕1号与3号，尚在发药观察中。

注　服药时需避孕，其余时间不必避孕。

提供单位：苏州市中医医院

中草药治腸伤寒

（临床治癒7例腸伤寒观察报告）

男姓　　5例

女姓　　2例

年龄最大　53岁　最小　13岁　平均

64

23岁

入院前平均发热天数　　　15.3天

入院后平均最高体温　　　39.8°C

服中草药后开始退热天数平均2.42天

服中草药后体温恢复正常天数平均

6.14天

附　方:

马齿苋一两　黄芩五钱　生地榆五钱

红籐一两　败酱草一两

提供单位: 苏州市中医医院

中药治疗阑尾脓肿的临床观察

男姓　25例。

女姓　12例。

年龄最大者　75岁。最小者15岁。

发病日期:

穿孔距入院时最近者一天。最长者三

个月。

65

1949

新 中 国
地 方 中 草 药
文 献 研 究
(1949—1979年)

1979

入院后体温最高达40°C以上。

服中药后疗效观察:

①退热期最短者仅1天。平均退热期6.8天。

②腹痛消失日期最短者为3天。平均为7.8天。

③压痛消失日期最短者为3天。平均为9.6天。

④肿块消失日期最短者4天。平均为10.6天。

⑤血像恢复正常日期最短者为一天。平均为10.2天。

⑥平均住院日为13天。

附 方:

红藤二两　地丁二两　败酱草一两
淡芩五钱　赤芍一两　只壳五钱。

用法　每日一剂,煎二次服。

加减法:

包块已局限者加大黄䗪虫丸三钱分二

66

次吞。

块坚不消者加京三稜一钱五分蓬莪术一钱五分。

热盛者加川连二钱地榆一两。

噁心者加玉枢丹二分。

腹泻者加银花炭一两红灵丹二分。

便闭者加生军三钱。

如腹膜刺激症状明显，包块有扩展趋势者可用桐油石膏粉等分调成糊状敷涂患部。

　　　提供单位：苏州市中医医院

727 散诊治慢性肾炎介绍

药物　　川蜡（虫白蜡、米心白蜡）青壳鸭蛋。

制法　　每日二次，每次取1—2只青壳鸭蛋去壳水煮（不放盐），熟后去水，再用适量川蜡（研末）撒于蛋上内服。

用法　　以五天为一疗程，一般观察2—3疗程。目前川蜡末成人用2—3克，五

1949
新 中 国
地 方 中 草 药
文 献 研 究
(1949—1979年)
1979

天分服，每日二次。

儿童为1.5克—2克，五天分服，每日二次。

疗效　1.本方内服为强壮剂，通过十余例临床观察，病理尿园柱体大多基本消失，蛋白亦见改善，体力增强。例如：夏×× 男 13岁 62年患肾病，虽经多方治疗，小便检查仍然经常有蛋白、园柱体、红血球，不时目浮足腫目前采用 727 散观察了二个疗程，病理尿已经消失，恢复了健康。

2.本方在临床观察中，还发现有促进排尿作用，例如：×××医院工作人员，66年患肾炎，尿量减少，不时浮腫，68年起出现腹水，经各院治疗未能完全消退，每天必须靠安体舒通，双克等三药同用方能利尿，经服727散后，虽停各种利尿剂，第四天尿量仍能維持24小时1000C.C.左右。

　　提供单位：苏州市中医医院

68

勘　误　表

50頁　　毒蛇咬处方　　缺地丁二两

51頁　　毒蛇咬处方　　缺地丁二两

57頁　　鳳凰油(鷄蛋清………)

　　　　　　是(鷄蛋黄………)

民间验方选编

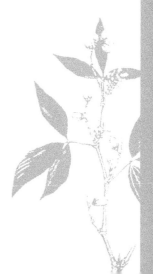

提　要

江苏省卫生局民间验方中草药展览会编。

1969 年 9 月第 1 次印刷。64 开本。0.9 万字。共 55 页，其中前言、目录共 7 页，

正文 48 页。平装本。

　　编者对民间单方、验方、中草药进行了一系列的调查，将当时高邮、江宁、仪征地区用药经验，以及验方草药调查队联合展出及汇报的资料中的一些经过验证后疗效较好的单方、验方，汇编成书。

　　本书处方按疾病科别分类，分为传染病、内科、外科、妇科、儿科、五官科用方 6 类。其中传染病方，涉及感冒、流行性感冒、白喉、百日咳、流行性腮腺炎、细菌性痢疾、急性传染性黄疸型肝炎、慢性肝炎和疟疾 9 种疾病；内科病方，涉及哮喘、肺脓疡、消化不良、消化性溃疡、腹痛、急性阑尾炎、胆囊炎、胆囊炎合并胆石症、蛔虫病、胆道蛔虫病、急性肾炎、慢性肾炎、急性肾盂肾炎、血尿、乳糜尿、小便淋痛、小便不通、白浊、四肢酸麻、关节炎、肌肉关节风湿痛、筋骨疼痛、神经性头痛和面神经麻痹 24 种疾病；外科病方，涉及外伤出血、痈肿、搭背、多发性脓肿、无名肿毒、头皮脓疮、急性乳腺炎、疗疮、瘘管、烫伤、冻疮、毒蛇咬伤、黄水疮、湿疹、天疱疮、麻疹后皮肤瘙痒、稻田性皮炎、象皮腿、粪毒、带状疱疹、牛皮癣、皮肤皲裂、乳头皲裂、扭伤挫伤和跌打损伤 25 种疾病；妇科病方，涉及痛经、功能性子宫出血和白带 3 种疾病；儿科病方，涉及惊风、小儿腹泻、消化不良性腹泻、疳积和遗尿 5 种疾病；五官科病方，涉及中耳炎、鼻窦炎、口腔炎、齿龈炎、牙痛、牙疳和急性扁桃体炎 7 种疾病。

　　每种疾病下列出了处方若干，每方包括处方（组成）、用法、注等。

民間驗方选編

江苏省卫生局民间验方中草药展览会
一九六九年九月

目　　录

传　染　病

内　　科

1949

新 中 国
地方中草药
文 献 研 究
(1949—1979年)

1979

1949

新 中 国
地方中草药
文 献 研 究
(1949—1979年)

1979

· 白 页 ·

傳　染　病

一、感　冒

1. 处方　鮮生姜4片　連須葱头5—7根

   用法　水大半碗，煎湯頓服，每日2次。

   註　此方适用于風寒感冒（高邮）。

2. 处方　馬鞭草1兩5錢　羌活5錢　青蒿1兩

   用法　加水煑服，或研粗末和麥麩做成感冒茶，輕者1—2塊，重者酌加，水煎服，每日2—3次。

   註　如无羌活，改用荆芥5錢，咽痛加桔梗5錢（調查队）。

二、流行性感冒

3. 处方　羌活5錢　板兰根1兩

1

1949

新 中 国
地 方 中 草 药
文 献 研 究
(1949—1979年)

1979

用法　水煎分2次服，每日一剂，小
　　　儿减半（調查队）。

三、白　　喉

4.　处方　鮮土牛夕根7—10棵　人乳半
　　　　　酒杯

　　　用法　將牛夕根搗爛，布包絞汁，与
　　　　　人乳混合和勻，滴鼻，每日三
　　　　　至四次（高邮）。

四、百 日 咳

5.　处方　猪胆汁　面粉适量

　　　用法　以上二葯拌和，捻丸如豌豆大。
　　　　　每服3—5粒，每日3次，連
　　　　　服7—8天。

6.　处方　麥芽糖如鸡蛋大

　　　用法　將麥芽糖放碗內，隔水燉化，
　　　　　分数次服。亦可將麥芽糖放豆
　　　　　油灯上燒至焦黑时服之（以上

2

高邮）。

五、流行性腮腺炎(痄腮)

7. 处方　蝌蚪（俗名癩蛤蟆烏子）1斤
　　　　冰片1錢
　　用法　以上二藥同放瓶內，密封，約
　　　　3—4天，蝌蚪卽化为水，用
　　　　紗布过滤：去渣。卽以此水涂
　　　　搽患处，每日3—4次，連涂
　　　　2—3天（高邮）。

8. 处方　板兰根2兩
　　用法　上藥煎水100cc，分3次服，每
　　　　日一剂。

9. 处方　木芙蓉叶1兩。
　　用法　上藥研成細末，用水、醋或蔴
　　　　油調敷患处（以上調查队）。

六、細菌性痢疾

10. 处方　鮮烏龙草根（烏蔹莓）2—4兩

3

1949

新 中 国
地 方 中 草 药
文 献 研 究
(1949—1979年)

1979

用法　上葯除去紅皮，搗爛煎湯服，每日二次，連服三天。

11. 处方　鮮馬齒莧2兩　大蒜头3—5枚　紅糖适量。

用法　同煎湯服，每日2次，連服2—3天。

12. 处方　菱壳20只

用法　上葯水煎半小碗，頓服，每日2次，連服2天（以上高郵）。

13. 处方　辣蓼1兩　地錦草1兩

用法　上葯煎水200cc，分2次服，每日1剂。

註　如患者发烧，加葛根5錢，青蒿1兩（調查队）。

14. 处方　大蒜5錢　雄黄5分　淀粉适量

用法　上葯同搗爛，搓成葯丸（10—

4

12粒），每次服 4 — 6 粒，日
服 2 次。

註　①此方按上述药量比例（不用淀
粉）捣烂后，加入生理盐水100cc，
浸渍24小时，过滤去渣，所得溶
液可作灌肠用，每日灌 2 次，重
症每日 3 次。成人每次灌300cc，
周岁内婴孩每次50cc。
②小孩不宜服丸剂（江宁）。

七、急性传染性黄疸型肝炎

15. 处方　石打穿 2 — 4 两　茵陈 1 — 2
两　糯稻根 2 两
用法　上药煎水 200cc，分 2 次服，每
日 1 剂。

16. 处方　明矾　青黛各等分
用法　上药共研细末（胶囊装），每
服 3 分，每日 2 — 3 次（以上
调查队）

5

1949

新 中 国
地 方 中 草 药
文 献 研 究
(1949—1979年)

1979

八、慢性肝炎

17. 处方　石打穿2—4兩　紅糖2兩

　　　用法　上葯煎水200cc，分2次服，每
　　　　　　日1剂。

18. 处方　蒲公英1兩　制大黃3錢　土
　　　　　　茯苓5錢　茵陈5錢　秦皮5
　　　　　　錢至1兩

　　　用法　上葯水煎服，每日1剂。

　　　註　此方治急性发作或兼見黃疸者
　　　　　（以上調查队）。

九、疟　　疾

19. 处方　鮮地楡根（洗淨）3—4兩

　　　用法　煎水于疟发前2小时溫服。

　　　註　此方对日疟、間疟均效，尤以初
　　　　　疟疗效較显（江宁）。

20. 处方　疟草（野菊花）鮮叶1—2片

　　　用法　將上葯揉爛，于疟发前1—2

6

小时塞鼻，2小时后取出（高
邮）。

21．处方　鲜馬鞭草叶适量
　　用法　同上。

22．处方　鲜仙鹤草适量
　　用法　同上（以上調查队）。

內　　科

十、哮　喘

23．处方　癩蛤蟆1只　白胡椒15粒
　　用法　將胡椒放癩蛤蟆口中，黄泥封
　　　　　裹，火中煨存性，研为細末，
　　　　　分2包，每日1次，每次服1
　　　　　包，連服7—8天。儿童用量
　　　　　酌减。

24．处方　蜒蚰（俗名鼻涕虫）7—8条

1949

新 中 国
地 方 中 草 药
文 献 研 究
(1949—1979年)

1979

白茯苓3錢

用法　先將二葯同搗爛，晒干研末，
　　　再以麻黃（去节）2錢煎湯，
　　　拌和葯末为丸，晒干，每服5
　　　分，每日3次，連服7—10天
　　　（以上高邮）。

一一、肺 脓 疡

25.　处方　壳樹根（即谷樹根）1斤
　　　用法　上葯洗淨，切碎，以水4斤，
　　　　　　煎至3斤，去渣，分3次服完
　　　　　　（一日量）。

　　　註　忌食麻辣等刺激性食物及臭卤一
　　　　　百天。

26.　处方　魚腥草（全草）3～5棵。
　　　用法　煎湯內服，服时冲入陈芥菜卤
　　　　　　1盅，一日2次，連服10～15
　　　　　　天（以上高邮）。

S

27. 处方　金蕎麥根（別名鉄甲將軍草、金鎖銀开）2兩

用法　上葯煎水100cc，分2次服，每日1剂。

28. 处方　桔梗4兩，紅芫1斤，苡仁8錢，魚腥草1斤，紫花地丁8錢。

用法　將上葯制成酊剂，約450cc，每服10cc，每日3次。

29. 处方　大薊根1小把，猪肺1个，陈芥菜卤。

用法　大薊根与猪肺同煑，不放盐，棄葯吃猪肺及湯，隔3—4天吃1只，一般吃2—3只。初服时脓痰增多，至脓痰很少或不吐时，継服陈芥菜卤每次半酒杯，冲开水一碗食前飲之。

9

1949
新　中　国
地 方 中 草 药
文 献 研 究
(1949—1979年)
1979

連續服陈芥菜卤２—３斤。

30. 处方　白蘿卜２—３个、皂角刺１小
把枇杷叶15—20張（去毛）

用法　上葯煎湯当茶飲，不限量，連
服１—２周（以上調查队）。

一二、消化不良

31. 处方　四叶菜莖叶（苹）４兩

用法　上葯洗淨煎服，每日２次（高
邮）。

一三、消化道潰瘍

32. 处方　白芨　仙鶴草　甘草各半斤
蚌壳１斤

用法　上葯共碾細末。每次服１錢５
分，每日３次，食前开水調服。

註　此方对制酸、止痛有一定效果
（仪征）。

10

一四、腹　　痛

83. 处方　芥菜子2两

用法　上药碾末，分2份，先以开水
浸透，略挤干，再隔水蒸热。
用时取1包放脐上、以碗复盖、
待冷再换另1包、如此輪换使
用3—4次。一法在本方內加
肉桂末3錢、醋調敷脐上（高
邮）。

一五、急性闌尾炎

34. 处方　大蒜头8枚　芒硝3兩　大黃
粉5錢

用法　先將大蒜、芒硝同搗成糊狀，
然后在右下腹压痛处用醋擦拭
一下，再將上药外敷（敷时周
围用紗布围成一圈，敷葯高于
皮肤約3分厚）。半小时后去

11

1949

新　中　国
地 方 中 草 药
文　献　研　究
(1949—1979年)

1979

掉敷药，用冷开水洗淨，局部
再用醋調大黄粉外敷。一次不
愈，可如法再敷一次。

註　①敷大蒜芒硝后，約15分鈡，患
处疼痛加剧，势如火灼，周身
出汗，20分鈡左右，腹部肠鸣，
不断矢气，持續30分鈡，火灼
感逐漸消失。

②慢性閣尾炎用之亦有效。

③此方亦适用于流痰（高邮）。

35．处方　厚朴3錢　大黄4錢　蒲公英
1兩　紅藤2兩

用法　上葯水煎200cc，分2次服，每
日1剂（調查队）。

一六、胆　囊　炎

36．处方　蒲公英2兩

用法　上葯煎湯，分2次服，每日1

12

剂（調査队）。

一七、胆囊炎（合併结石症）

37．处方　明矾1兩　郁金2兩　魚脑石
　　　　1兩　芒硝1兩
　　用法　上葯共碾細末，每服1錢，每
　　　　日3次（調査队）。

一八、蛔　虫　病

38．处方　苦栋根皮（刮去紅皮）2兩
　　用法　上葯煎湯內服，每日2次（高
　　　　邮）。

一九、胆道蛔虫病

39．处方　黑白丑各5分　梹榔3錢　大
　　　　黄5分
　　用法　上葯共碾細末，分3次吞服。
　　　　（調査队）。

二十、急性腎炎

40．处方　浮萍草5錢　車前草1兩　生

13

1949

新 中 国
地 方 中 草 药
文 献 研 究
(1949—1979年)

1979

姜皮1錢

用法　上药煎水200cc，分2次服,每
日1剂（調查队）。

二一、慢性腎炎

41. 处方　瞌睡果子草（毛茛）5一6棵
車前草3棵

用法　上药同捣爛，敷"內关"穴，
起泡卽去掉，可敷3次。

註　飲食須忌盐3个月（高邮）。

二二、急性腎盂腎炎

42. 处方　柴胡8钱　車前草1兩　紫花
地丁1兩　黃芩3钱

用法　上药煎水200cc，分2次服,每
日1剂（調查队）。

二三、血尿(原因不明者)

43. 处方　瞿麥根1兩　紅糖适量
用法　上药煎水100cc,分2次服,每

14

日1剂。

44. 处方　苧蔴根1兩
　　用法　同上（以上調查队）。

二四、乳 糜 尿

45. 处方　大力王（飛簾）4兩　白糖4兩
　　用法　加水2碗，煎湯服（每次煎2
　　　　　小时），每日2次。
　　註　①服葯后注意休息，适当营养。
　　　　②此方亦适用于治疗白帶，血崩，
　　　　　血淋，小便热痛（高邮）。

46. 处方　鮮車前草1兩　干六月雪2兩
　　用法　上葯煎水200cc，分2次服，每
　　　　　日1剂（調查队）。

二五、小便淋痛

47. 处方　鮮鳳尾草1兩　冰糖5钱
　　用法　加水一碗浓煎內服，每日2次，
　　　　　連服2—3天（高邮）。

15

1949

新 中 国
地 方 中 草 药
文 献 研 究
(1949—1979年)

1979

二六、小便不通

48. 处方　葱白捶烂　麦麸各等分

用法　上药同炒热，用布包好，放下
腹部揉之。

49. 处方　灯草1把　陈葵花稭心4—5条

用法　上药同放瓦上焙成炭碾末，分
3次开水冲服1日服完（以上
高邮）。

二七、白　　浊

50. 处方　土牛夕　3—4斤

用法　上药煎水当茶飲，每日3次，
每次1小碗，連服5—6天。

註　①服此药时，注意加强营养。
②孕妇忌服（高邮）。

二八、四肢痠麻

51. 处方　晚婆娘拳头根　半斤

用法　上药以白酒2斤浸泡1周，每

16

次随量飲之，每日 3 次（高邮
）。

二九、关 节 炎

52. 处方　鲜茜草根（俗名紫朵草）1 兩
　　　　白酒 1 斤

用法　將茜根洗淨搗烂，浸入酒中 1
　　　周，取酒燉热，空腹服，第一
　　　次要飲至八成醉，然后睡觉，
　　　复被取汗。第二天再服一次。

註　①第二次服葯后，病人可能更疼
　　　痛，但第三天后卽有好轉。
　　②服葯后，七天不能下水。

53. 处方　①鲜蘭蘭子叶　10 片
　　　　②蘭蘭子干莖 3 棵　白酒 2 斤
　　　　③蘭蘭子全草

用法　方①煎湯 1 碗內服,每日 1 次,
　　　　連服10日。

17

1949

新 中 国
地 方 中 草 药
文 献 研 究
(1949—1979年)

1979

方②將藥浸酒內一周，随量飲之，每日2次。

方③將藥煎水薰洗患处，每日1次（以上高郵）。

三〇、肌肉关节风湿痛

54. 处方　五爪金龙草2兩　紅花2兩
用法　上藥浸酒服（調查队）。

三一、筋骨疼痛

55. 处方　徐長卿1兩　猪肉(瘦)4兩
用法　上藥同煨湯，加白酒1—2兩，內服。

56. 处方　錦鸡儿3兩　羊蹄1兩　青木香5錢　土別虫2錢
用法　上藥以白酒2斤浸泡1周，每服1—2杯。

57. 处方　板根3兩　尋骨風1兩　地楡

18

根2兩

同上

58. 处方　拔葜根2兩　地榆根2兩　青
　　　　木香3錢
　　用法　上药以白酒1.5斤浸泡1周，每
　　　　服1—2杯（以上江宁）。

三二、神經性头痛

59. 处方　全虫
　　用法　上药研末，以少許放在一小块
　　　　胶布上，贴患側太阳穴，隔3
　　　　天换药1次，以愈为度。（高
　　　　邮）

三三、面神经麻痹

60. 处方　鲜石打穿根1兩
　　用法　上药加适量的飯及紅糖，同搗
　　　　爛敷患处。另以六月雪，石打
　　　　穿各5錢，煎湯內服。

19

1949

新 中 国
地 方 中 草 药
文 献 研 究
(1949—1979年)

1979

註　如患者兼有高血压，內服藥單用
　　六月雪5錢，不用石打穿。

61. 处方　山葡萄　大薊根各5钱
　　用法　上藥加醋适量，同搗爛敷患
　　　　　处。（以上江宁）

外　　科

三四、外 伤 出 血

62. 处方　青庄鳥头部、胸脯部及尾尖部
　　　　　的細黄絨毛，收貯备用。
　　用法　將此毛放在伤口出血处，卽可
　　　　　止血。

63. 处方　油麻草（俗名爬根草，植物名
　　　　　狗牙根）
　　用法　上藥洗淨搗爛，外敷伤口，卽
　　　　　可止血。（以上高邮）

20

64. 处方　鲜天浆壳（即萝藦的果壳）
　　　用法　同上（高邮）

65. 处方　枥柴炭（研細末，約1菜碗，
　　　　　雄黄約1小酒杯　冰片約1小
　　　　　匙　韭菜汁适量
　　　用法　先將韭菜汁和入枥柴炭内，晒
　　　　　干研末，再加入冰片、雄黄，
　　　　　同研細粉。用时以藥粉少許掺
　　　　　伤口。（調查队）

66. 处方　天南星（或半夏、或紫花地丁
　　　　　均可）
　　　用法　上藥晒干，研細粉，掺于伤口，
　　　　　均可止血。

67. 处方　天浆壳（帶毛者）
　　　用法　將天浆壳上的毛刮下敷于創口
　　　　　上，即可止血（以上江宁）。

21

1949

新　中　国
地 方 中 草 药
文　献　研　究
(1949—1979年)

1979

三五、痈　　肿

68. 处方　白薂根　乌薂莓（莖叶）

用法　捣爛加紅糖敷患处，干則換葯。

註　本方对一切紅肿热痛的肿毒均适
用。（調查队）

三六、搭　　背

69. 处方　陈小粉（小麥加水，浸透，捣
碎过滤去渣，沉淀出的淀粉）

用法　上葯放鍋內炒至起烟深黃色取
出，放地冷透，研末备用。紅
肿 以冷开水 少加些 大黃末 調
敷；肿处色白不紅以酸醋少加
些姜末調敷。未破敷肿痛处，
已破敷四周。

註　①陈小粉以貯存二、三年以上者
为佳。

②此方已驗証1110例，均获显效。

22

70. 处方　桑螵蛸（俗名刀螂窝）2个。
　　用法　上药放瓦上焙焦，研末，菜油
　　　　　调。未破敷肿痛处；已破敷四
　　　　　周，并以鲜桑叶（醋浸）复盖
　　　　　伤口处，一天换兩次。

71. 处方　鲜地蜈蚣草1把　面粉适量。
　　用法　上药搗汁，和面粉調成糊狀。
　　　　　未破敷痛处；已破敷四周。

　　註　冬天无此草，可在夏天收集全草，
　　　　洗淨搗爛，加凡士林适量，苯甲
　　　　酸少許，制成軟膏备用（以上高
　　　　邮）。

72. 处方　生南星5錢　五倍子5錢　白
　　　　　蜜2兩。
　　用法　南星、五倍子共研細末和匀，
　　　　　白蜜加水适量煮沸数滾，再將
　　　　　藥末用冷开水調匀倒入蜜水

23

1949

新　中　国
地方中草药
文　献　研　究
(1949—1979年)

1979

中，攪拌成軟膏狀，以紗布攤
貼患处。敷葯范圍与患处紅肿
大小相等。如已成潰瘍，先以
过錳酸鉀溶液洗淨創口后再敷
葯。

73. 处方　木芙蓉叶　生大黃各等分。

用法　上葯研極細末，用水、醋、麻
油或白蜜調敷患处（以上調查
队）。

三七、多发性脓肿（貼骨痰、流痰、窜痰）

74. 处方　芫花1兩　鸡蛋3只。

用法　先將芫花和鸡蛋加水同煮，鸡
蛋熟后，去壳，再煮至鸡蛋发
黑色为度。只吃鸡蛋，不喝
湯。服后大便泄瀉过多者（五、
六次以上）以飲米湯1碗，少加

24

紅糖服之，泄瀉即止（調查
队）。

75. 处方 水蛇2—3条。

用法 將水蛇加水1大碗，熬烂去渣，
2次分服（一日量）。或將水
蛇除去內脏，煅成炭（存性）
研末，2次分服。

註 此方治疗多例,在未化脓前服用,
疗效显著（仪征）。

76. 处方 白薇根4兩 桐油适量。

用法 將白薇根搗爛,加桐油再搗溶,
外敷患处。每日換葯1次，每
次敷葯时間不超过1小时（調
查队）。

三八、无名肿毒

77. 处方 山葡萄根1兩 地錦草 大薊
根各5錢。

25

1949

新 中 国
地 方 中 草 药
文 献 研 究
(1949—1979年)

1979

用法　上药加醋及面粉适量，同捣烂
　　　敷患处，干则换药。

78. 处方　蒲公英根　紫花地丁各1两
　　　　　砂糖适量。
　　用法　上药同捣烂敷患处。

79. 处方　大蜘蛛5只　白糖　陈石灰各
　　　　　适量
　　用法　同上

80. 处方　苎麻根2—3两　田螺4个　白
　　　　　糖适量
　　用法　同上

81. 处方　①红根（丹参）　夏枯草（全
　　　　　草）各2两　大蓟1两
　　　　　②硼酸4钱　川椒粉2钱　凡
　　　　　士林1两
　　用法　①将第①方煎水薰洗患处。
　　　　　②将凡士林摊纱布上，再将硼

26

酸、川椒粉混合均匀，按創口大小适量掺于凡士林纱布上貼患处。

註　第①处方适用于潰爛面积較大的創口，有排脓去瘀之功。兩方同时使用。（以上江宁）

三九、头皮脓疮（俗称老鼠瘄）

82. 处方　青盐1兩　陶丹1兩　冰片5分　蛇蜕

用法　前三葯研粉，磁瓶收藏。另將蛇蜕代紙攤成膏葯备用。用时先將患部周围头髮剃淨，切开脓腔，盐水洗淨，撒上葯粉后，將蛇蜕膏外貼。（仪征）

四〇、急性乳腺炎（乳痈）

83. 处方　鲜天明精叶（俗称瀨蛤蟆草）

用法　將叶揉軟，塞患侧鼻孔，每日

27

1949

新 中 国
地方中草药
文 献 研 究
(1949—1979年)

1979

2次，每次20分钟。

　註　此方适用于乳痈初起，已化脓者
无效。

84．处方　鲜毛茛叶（俗名瞎睡果子草、
时果叶子、毛药芹）

　用法　將药捶爛，塞患側鼻孔，每日
2次，每次15分钟。

　註　①塞鼻子时間过長，鼻孔会起泡。
②此方用于乳痈初起，已化脓者
无效。

85．处方　菖蒲根（研粗末）一酒杯。

　用法　將药末內服，以酒过口。

　註　此方适用于乳痈初起，已化脓者
无效。（以上高邮）

86．处方　甜地丁（土名奶青草）　紫花
地丁　蒲公英　蚤休等分

　用法　上药研細末，水泛为丸。每日

28

3 次，每服 3 錢·飯后服。

（仪征）

87. 处方　地錦草 2 兩，鸡蛋（羹熟去壳）
　　　　　2 只（一日量）

　　用法　上葯同羹 1 小时，吃蛋和湯，
　　　　　每日 1 次。

88. 处方　芫花鲜根（俗名奶头草，老鼠
　　　　　花）。

　　用法　芫花根去表皮，用白色肉层，
　　　　　搗爛塞鼻，每日 1 次。

89. 处方　鲜石打穿 2 兩

　　用法　上葯搗爛加紅糖少許外敷。

90. 处方　蒲公英 2 兩，紫花地丁 1 兩，
　　　　　全瓜蔞 1 兩。

　　用法　上葯水煎 200cc，分 3 次服，
　　　　　每日 1 剂（以上調查队）。

29

1949

新　中　国
地方中草药
文　献　研　究
(1949—1979年)

1979

四一、疔　疮

91. 处方　冰片　雄黃各少許（研末）大
力王（一名飛簾，又名方莖牛
角刺）1棵（搗汁）甘草5钱
（开水泡汁，約1兩）疔虫（
卽蒼耳虫）适量

用法　將上葯共放入菜油內浸泡，1
—2天后卽可应用，但浸的时
間越長越好。用时將浸在油內
的疔虫取出1只，以虫咀对准
疔头，用布或紙固定，一般二、
三天內好轉或痊癒。

註　　疔虫須在秋分节后寒露节前一
段时間才能找到。

92. 处方　醋1酒杯

用法　先將醋燉热（不燙手），后將
患指放入醋內浸泡約10分鍾，
每天浸泡10次，一般1—2天

80

痊愈。

93. 处方　蚯蚓（俗名鼻涕虫）1—2条
　　　　明矾2钱

　　用法　上药共捣烂敷患处,日换两次。

　　註　　此方在疗疮初起时效果较显,
　　　　　已化脓者能消肿止痛。（以上
　　　　　高邮）

94. 处方　鲜紫花地丁4两　鲜半夏1两

　　用法　上药捣烂, 和蜜或红糖、鸡蛋
　　　　　清調成羔, 敷于疮面上。

　　註　　①如无鲜者, 干者亦可（制半夏
　　　　　无效）, 用量酌减。

　　　　　②一方以鲜半边蓮易紫花地丁。
　　　　　（調查队）

四二、瘘　　管

95. 处方　活壁虎2只

　　用法　上药置瓦上焙黄, 研細末, 用

31

1949

新 中 国
地方中草药
文 献 研 究
(1949—1979年)

1979

棉纸捻蘸药末透入瘘管，外用纱布包好。每日换1次，连用7—8天（高邮）

四三、烫　　伤

96. 处方　浓石碱水

　　用法　先将石碱溶化成水（碱1斤，水1斤）备用。用时将碱水涂患处，如系烫伤手足，亦可浸渍于碱水中。（調查队）

97. 处方　煅珍珠母4两　冰片4分

　　用法　上药同研极细末，加麻油适量，調搽患处，每日3—4次。

98. 处方　石灰适量。

　　用法　用水将石灰化开，充分搅和，待沉淀后，取上层清水，加入麻油适量，边加边搅动，使成糊状。外涂患处，每日数次。

32

（以上高邮）

99. 处方　地榆

　　用法　上藥炒炭研为細末，以麻油或
　　　　　甘油調敷患处。（江宁）

四四、凍　瘡

100. 处方　糯稻根8兩　茄子莖3棵

　　用法　上藥煎水洗患处，每日1次，
　　　　　每次1—2小时。（高邮）

四五、毒蛇咬伤

101. 处方　牛枝蓮　半边蓮(全草)各1把

　　用法　上藥同搗爛敷咬伤处，每日1
　　　　　次，連敷2—3天。敷藥前先
　　　　　將咬伤处洗淨，如有毒牙即取
　　　　　出，再用消毒針在咬伤腫处下
　　　　　方刺破，流出黃水。

102. 处方　蒼耳草叶10片　雄黃5分

　　用法　上藥同搗爛外敷伤处。

33

1949

新 中 国
地 方 中 草 药
文 献 研 究
(1949—1979年)

1979

103. 处方　天南星叶（俗名蛇草）

用法　先用針在咬伤处挑出毒牙，如脚腿肿·用針刺破脚丫，放出毒水，用天南星叶5—6片，加好酒5—6錢，搗爛取汁，在肿处以上3—5寸部位自上而下地涂擦。白天擦10余次，夜間擦3—4次，連擦5—6天。每隔1—2天用茶叶、蒼耳草煎水，加盐1小勺，先薰后洗。注意不要燙伤皮肤（以上高邮）。

104. 处方　徐長卿1兩　半边蓮2兩

用法　同搗爛敷伤处，留孔出毒液。

105. 处方　瓜子金2—3兩　砂糖适量

用法　同上。

106. 处方　石蒜2兩　山葡萄根皮1兩

34

食盐少量

用法　同上（以上江宁）

107. 处方　鲜金沸草(旋复花)　乌臼樹叶
　　　用法　上葯共捣爛，从上向下敷。
　　　　　　（調查队）

108. 处方　鲜蜈蚣草(植物名佛甲草)1撮
　　　用法　上葯捣爛，先揉擦患处，然后
　　　　　　再敷于伤口及其周围。(仪征)

四六、黄 水 疮

109. 处方　枯矾2钱　蘆甘石2钱　冰片
　　　　　　5分　樟脑2分
　　　用法　上葯同研細末,用蛋黄油調搽。
　　　　　　亦可用此葯外扑，每日2次。
　　　　　　（高邮）

四七、湿　　疹

110. 处方　硫黄8分　樟脑2分　枯矾3
　　　　　　钱　黄柏1钱　蘆甘石2钱
　　　　　　冰片2分

35

1949

新 中 国
地方中草药
文 献 研 究
(1949—1979年)

1979

用法　以上共研細末。破皮流黄水者，用藥粉外扑，未破皮者以蛋黄油或凡士林調成軟膏涂敷，每日1次，連用7—10天。

111. 处方　銀花1兩　防風5钱　蟬衣5钱
　　　用法　上藥煎湯外洗，每日1—2次。

112. 处方　鮮楝树皮3兩
　　　用法　上藥用95%酒精500c.c.浸泡1—2日，外搽患处，每日3—4次，連用4～5日。（以上高邮）

四八、天 泡 疮

113. 处方　絲瓜叶
　　　用法　上藥洗淨，加牙粉及水適量，搗爛涂患处。（高邮）

四九、麻疹后皮肤搔痒

114. 处方　玉边万年青叶

36

用法　煎湯加糖适量内服，每日3次
註　　万年青叶用量：1－5岁，每
　　　次半片；6－10岁每次1片。
（高邮）

五〇、稻田性皮炎

115. 处方　稻草1兩　明矾1兩
　　　用法　先將稻草煑30分钟，加入明矾，
　　　　　　待溶解后薰洗患处。（調查队）

五一、象　皮　腿

116. 处方　①苍蓆叶　白果树叶各等分
　　　　　　②核桃樹叶10大片　鸡蛋3只
　　　用法　①煎水薰洗患肢，每日1次。
　　　　　　②核桃樹叶与鸡蛋同煑，蛋熟
　　　　　　后去壳，再煑2小时左右，以
　　　　　　鸡蛋色黑有苦味为度。每日早、
　　　　　　中、晚各食鸡蛋1枚。
　　　註　　①本方服后有輕度头晕，余无不

37

1949

新　中　国
地 方 中 草 药
文 献 研 究
(1949—1979年)

1979

适。

②以一个月为一疗程。（江宁）

五二、粪　毒

（即钩虫感染引起的皮疹）

117. 处方　番瓜叶10片　生石灰5钱

用法　上药加开水5碗煎水，冷后薰
洗患处，每日1次（高邮）。

五三、带状疱疹

118. 处方　陈小粉（碾末）

用法　已破皮者用水調敷患处，未破
皮者用醋調敷。

119. 处方　鲜蒲公英2～3棵

用法　上药捣烂取汁，加黄鳝血調搽
患处，每日2次（以上高邮）

五四、牛 皮 癣

120. 处方　蜈蚣10条　斑蝥20只　土槿皮

38

1兩

用法　上药同研末放瓶內，加入燒酒适量,浸泡1星期,涂搽息处，每日1次，連用20～30天（高邮）。

五五、皮肤皲裂

121.处方　苦栋樹果
　　用法　煎湯洗皲裂处，每日1次（高邮）。

五六、乳头皲裂

122.处方　銀花5钱
　　用法　上药加水1小碗,浸泡30分钟,文火煎熬至半小碗，以綿花蘸药汁洗滌乳头皲裂处,每日3—4次，連洗3—5天。（高邮）

五七、扭伤挫伤

123.处方　鲜土三七头3—5个

39

1949

新 中 国
地 方 中 草 药
文 献 研 究
(1949—1979年)

1979

用法　上药捣烂，外敷痛处，每日1
次，连用3天。（高邮）

五八、跌打损伤

124.处方　白凤仙花（穿骨草）菊叶三七
等量

用法　上药捣烂敷伤处，次日即可消
肿止痛。

註　此方适用于四肢损伤。

125.处方　白芷　当归　紅花　防風　制
南星各等分

用法　上药同研細末，以葱白捣汁，
或用醋調敷患处，有散瘀活血，
止痛消肿作用。（以上江宁）

妇　科

五九、痛　经（經前期緊張症）

126.处方　石打穿2—4兩　紅糖适量

40

用法　上药煎水 200cc 分 2 次服，每
　　　日 1 剂（調查队）。

127. 处方　石打穿 5 錢　生姜 2 片　紅糖
　　　适量
　　用法　上药水煎服，每日 1 剂（江宁）。

六〇、功能性子宫出血

128. 处方　瞿麥根 1 兩　紅糖适量
　　用法　上药煎水 100cc 分 2 次服，每
　　　　日 1 剂（調查队）。

六一、白　　帶

129. 处方　鮮鳳尾草 3 棵　猪肉半斤
　　用法　上药用水贲，少放一点盐（不
　　　　放姜、葱、酒），湯及肉一次
　　　　吃完：連服 4 天。

130. 处方　野葡萄鮮根 4—5 斤　紅糖半斤
　　用法　將野葡萄根洗净切碎，加水浓
　　　　煎三碗，再將紅糖冲入，分 2

41

1949

新 中 国
地 方 中 草 药
文 献 研 究
(1949—1979年)

1979

次服。

131. 处方　鲜鸡冠花2兩

用法　煎湯內服，每日2次，連服5
—7天（以上高邮）。

儿　　科

六二、惊　风

132. 处方　牡荆子（俗名黃荆条子）1小碗

用法　上葯碾碎煎湯內服。

註　牡荆子除治疗小儿驚風外，对大
人的筋脈疼痛、抽搐亦有效。民
間亦用其枝条及荆沥（如竹沥制
法）治疗驚風，有同样的疗效。
（調查队）

六三、小儿腹泻

133. 处方　鲜鬼叉叉（卽鬼針草）1把

用法　上葯加水浸泡后，煎取浓汁，

42

连渣放在桶内薰洗3—4大，腹
泻较重者每日薰洗6次，连薰
2—3天。1—5岁薰洗脚心；6
至15岁，薰洗至脚面；严重者
薰洗部位可适当提高。

134.处方　鲜鸭跖草2两（干的减半）

用法　上药煎汤内服，每日2次，连
服2—3天。

註　此药有清热作用，宜于热性腹泻。

135.处方　鲜荠菜花3—5钱

用法　上药煎汤内服。（以上高邮）

六四、消化不良性腹泻

136.处方　苍术炭　山查炭各等分

用法　上药共研细粉，混合均匀，每
服5分，每日3次(调查队)。

六五、疳　　积

137.处方　仙鹤草根1—2两　鸡蛋

43

1949

新　中　国
地 方 中 草 药
文 献 研 究
(1949—1979年)

1979

用法　先将鸡蛋与仙鹤草根用水同煮，蛋熟后去壳，再煮一小时左右，每岁吃蛋1只，每日1次（调查队）。

六六、小儿遗尿

138.处方　桑螵蛸2两

用法　上药瓦上焙干，研成细末，每服2钱（江宁）。

五　官　科

六七、中耳炎

139.处方　野韭菜根（麦冬）

用法　上药捣烂取汁滴患耳，每日3次，每次2—3滴。

140.处方　明矾

用法　加冷开水适量溶成饱和溶液，过滤后滴耳。每日3—4次，每

44

次2—3滴。

141. 处方　鲜虎耳草叶3—5片

用法　捣烂取汁,滴耳。每日3—5次,
连用2—3天(以上高邮)。

六八、鼻窦炎

142. 处方　經霜絲瓜藤

用法　上药放瓦上煅炭,研末,加酒
少許調服,每次1钱5分,每
日3次,連服5—7天(高邮)。

六九、口腔炎

143. 处方　鲜鴨跖草(俗名淡竹叶)

用法　煎水內服,每日2次。

註　用量:1周岁以下10片,3—5岁
20片,6—10岁30片,10岁以上
40—50片(高邮)。

七〇、齿龈炎

144. 处方　雄黃5—8分　大棗(去核)2—3

1949

新　中　国
地 方 中 草 药
文　献　研　究
(1949—1979年)

1979

枚。

用法　將雄黃放入大棗內，瓦上焙黅，
研末吹患处，每日3—4次（高
邮）。

七一、牙　痛

145.处方　毛茛（俗名睅眫果子草、牙疳
草）

用法　將此草的鮮根搗爛，取蚕豆大
一塊，布包，放在牙痛处，含
半小时后吐掉。

註　此药有毒，切勿將药汁嚥下。

146.处方　蓖菜叶1片　蚯蚓1条

用法　上药同搗爛，布包取汁，滴患
側耳內，每次2—3滴，每隔3—5
分钟滴1次（以上高邮）。

七二、牙　疳

147.处方　狗屎中未消化的骨头

46

用法　洗净，煅至深黄色，研细末，吹患处，每日3—4次。

148.处方　人中白1块
用法　放瓦上，焙焦，研细末，吹患处（以上高邮）。

七三、急性扁桃腺炎

149.处方　鲜土牛夕根(或用全草)1—2棵
用法　上药捣取汁，加人乳适量和匀，滴鼻，滴后即有痰涎吐出，每隔5—6小时再滴鼻1次。

註　孕妇忌用。对慢性扁桃腺炎效果不大。

150.处方　鲜荔枝草(癞宝草)　明矾少许
用法　上药同捣烂，布包取汁，以开水少许冲服，每日2次，每次1匙，连服2—3天（以上高邮）。

47

1949

新 中 国
地 方 中 草 药
文 献 研 究
(1949—1979年)

1979

151.处方　　土牛夕5钱　　大青叶5钱

用法　　上药煎水100cc分2次服，每日1剂（調查队）。

48

土方草药选编

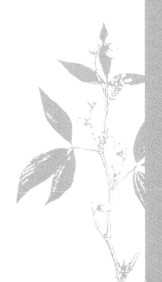

提　要

江阴县中草药新医疗法展览馆编。

1970 年 8 月出版。64 开本。共 84 页，其中前言 4 页，目录及正文共 77 页，插页 3 页。平装本。

　　本书分为土方、新针疗法、草药 3 部分。土方部分涉及除虫害 8 种，以及传染病、内科病、肠道寄生虫病、外科病、皮肤科病、妇科病和五官科病共 84 种疾病。每种疾病下有土方若干，并标明土方出处。本书收载单味药土方较多。例如疟疾，"处方：鲜水蜈蚣四两（120 克）。用法：煎汤服，连服 4 ~ 5 天，既能止疟，又能预防。（民间验方）"。又如细菌性痢疾，"处方：1. 马齿苋（酱板头草）二两（60 克）。用法：打汁或煎服（还可加调料炒熟吃），服到症状消失为度。（长泾医院）"。新针疗法部分记载头昏头痛、气喘、胃痛、疟疾、阳痿等 12 种疾病的针刺疗法，每种疾病下有取穴、用法、手法等内容。草药部分以列表形式收载常用药物 100 种，有药名、土名、生长环境、采收季节、效用、用量等项，无药物插图。

土方草药选编

江阴县中草药新医疗法展览馆

一九七〇年八月

第一部份

土　　方

目　录

除 害 灭 病

传 染 病

1949
新 中 国
地 方 中 草 药
文 献 研 究
(1949—1979年)
1979

1949

新 中 国
地 方 中 草 药
文 献 研 究
(1949—1979年)

1979

· 4 ·

1949

新　中　国
地方中草药
文献研究
(1949—1979年)

1979

• 6 •

除 害 灭 病

一、灭　　蝇

处方：生南星末一两。

用法：加蜜糖四两，做成毒饵诱杀苍蝇。

（民间验方）

二、灭　　蛆

处方：1.鲜泽漆 1 斤。

用法：打烂加水10斤浸泡一天后，浇在粪面上，可杀蛆。每十担容量用鲜泽漆 1 斤。

（民间验方）

处方：2.鬼头扬 1 斤，苦楝树叶 1 斤。

用法：打烂加水20斤，浸泡一天后浇在粪面上，可杀蛆。每二十担容量用上药各1斤。

（民间验方）

三、灭　　蚊

处方：1.番茄叶、鲜毛茛、泽漆，任选一种。

1949

新 中 国
地 方 中 草 药
文 献 研 究
(1949—1979年)

1979

用法：取１斤鲜叶，切细 加15斤 水，浸泡一天，取药汁喷洒消灭孑孓。

（民间验方）

处方：2.鬼头杨叶１斤。

用法：加水10斤．煎汁喷洒，消灭孑孓。

（民间验方）

处方：3.黄香蒿１斤，野艾叶１斤。

用法：阴干切细，烟熏灭蚊。每立方米空间用贰两。

（民间验方）

四、灭 臭 虫

处方：1.干辣椒二两，蟹壳二两。

用法：研细，用艾叶一斤，关紧门窗烟熏2—3小时。

（民间验方）

处方：2.干辣椒半斤，鸡眼草半斤。

用法：共研末，嵌在床板及墙缝等处。

（民间验方）

・2・

五、灭蟑螂

处方： 硼砂五钱，炒黄豆粉三钱，面粉五钱。

用法： 加糖少许拌匀做成蚕豆大小作诱饵。

（民间验方）

六、灭　　虱

处方： 鲜桃树叶半斤，百部一两。

用法： 煮汁洗头，可灭头虱。

（民间验方）

七、灭跳蚤

处方： 鬼头杨叶5斤。

用法： 煮汁（加水10斤）喷地板、床板，可杀灭跳蚤。

（民间验方）

八、灭　　鼠

处方： 磷化锌一钱，炒芝麻一两（研末），面

· 3 ·

1949

新　中　国
地 方 中 草 药
文　献　研　究
(1949—1979年)

1979

粉二两。

用法：做成毒饵，分放五一六处（老鼠行走经
过的地方）。

注意：毒饵要有专人负责，晚上放，白天收，
严防小孩误食和家禽、家畜误食中毒。

（民间验方）

· 4 ·

传　染　病

一、流行性感冒

处方：1.马兰头根一两。

用法：煎浓汁服。

处方：2.野菊花三钱，冬桑叶三钱。

用法：煎汤，一日二次分服，连服三天。

注：发热，头痛者用此方。

（长泾泾东大队）

处方：3.香葱一两，马兰头一两，白茅根五钱，
罗卜汁一茶杯。

用法：上三味药水煎，服时加入罗卜汁，每日
一剂，连服数日即愈。

注：发热，咳嗽者用此方。

（云亭医院）

处方：4.鲜天明精二两，板兰根三钱，马兰头
一两，野菊花二钱，金银花二钱。

用法：上药煎汤一日三次分服。

1949

新 中 国
地 方 中 草 药
文 献 研 究
(1949—1979年)

1979

注：发热，咽喉疼痛者用此方。

（利港医院）

二、麻　疹

处方：1.紫草三钱，鲜茅根一两(去心)。

用法：煎汤服。

注：用于麻疹初期。

（民间验方）

处方：2.桑树蛀虫五条。

用法：煎汤内服，连服2——3剂即能透疹。

注：用于痧子隐没不透。

（长泾新联大队）

三、流行性乙型脑炎

处方：大青叶一两，板兰根五钱。

用法：煎汤服。预防治疗均有效。

（长泾泾东大队）

• 6 •

四、白喉（喉风）

处方： 大无壳蜒蚰二十条，青梅子十只（刺孔），
食盐一两。

用法： 将上药盛在瓶内，浸到蜒蚰全部化成水
液，方可使用。将水液滴入咽喉，每次
1—2毫升，甚效。

注： 祖传秘方，治急慢性喉风。

（顾山一大队）

五、流行性腮腺炎

处方： 鲜杨树须四两，鲜芦根二两。

用法： 煎汤服，一日二次，连服2——3天。

（长泾新联大队）

六、百　日　咳

处方： 千日红花一两，蚱蜢二十只，猪胆十个。

用法： 前两味晒干研末，加猪胆汁拌和做成丸
剂（黄豆大）或研末装入胶囊内，每日三

· **7** ·

1949

新 中 国
地 方 中 草 药
文 献 研 究
(1949—1979年)

1979

次，每次3——4粒，最好用蜜汤水过服。

（民间验方）

七、细菌性痢疾

处方：1.马齿苋（酱板头草）二两。

用法：打汁或煎服（还可加调料炒熟吃），服到
症状消失为度。

（长泾医院）

处方：2.鲜铁苋四两，鲜车前草二两，鲜鸡眼
草二两。

用法：加水500毫升，浓煎成150毫升，每日
三次，每次50毫升，连服2——3天即
愈。治急性肠胃炎及菌痢，效果比较满
意。

（南闸医院）

处方：3.地锦草一两，辣蓼一两，翻白草一两，
干姜一钱半。

用法：水煎服，连服三剂即效。

（民间验方）

八、阿米巴痢疾

处方：鸦旦子肉十六粒（一天量），桂园肉四粒（去核）。

用法：将鸦旦子肉分包入桂园肉内，早晚二次（每次服八粒鸦旦子肉），用饭汤过服，连服十天为一个疗程。

（民间验方）

九、疟　　疾

处方：鲜水蜈蚣四两。

用法：煎汤服，连服4——5天，既能止疟，又能预防。

（民间验方）

十、肝　　炎

黄 疸 型 肝 炎

处方：大金钱草一两，小金钱草一两，红马兰

1949

新 中 国
地方中草药
文 献 研 究
(1949—1979年)

1979

一两，石见穿一两，茵陈一两，银花藤
一两。

用法： 煎汤服。急性者连服五到十剂，慢性者
十到二十剂。

（周庄、长泾公社）

无 黄 疸 型 肝 炎

处方： 紫丹参五钱，川玉金三钱，平地木八
钱，柴胡一钱，石见穿八钱，糯稻根一
两。

用法： 煎汤服。

注： 肝区隐痛者加：川楝子三钱，佛手片二
钱，延胡一钱。便秘者加：制军二钱，
瓜娄仁三钱，火麻仁四钱。

（澄江医院）

慢 性 肝 炎

处方： 金钱草一两，茵陈一两，黑山枝三钱，制
大黄二钱，红枣五钱。

用法： 煎汤服，服至病愈为止。

（红旗药店）

· 10 ·

内　科

一、伤风咳嗽

处方：生梨一只（去核），麻黄二钱（研末）。

用法：将梨心雕空放进麻黄末及冰糖适量，隔汤蒸透，去麻黄，吃梨及汤。每日一只，分二次服，连服数天，效果较好。

（澄江镇二管区）

二、气　管　炎

处方：鲜老丝瓜藤三两（近地三尺为佳）。

用法：煎汤服，每日一剂，服4－5剂。

（长泾公社安巷大队）

三、小儿气管炎

处方：地龙三钱，桑叶三钱，白芥子三钱，苏子三钱，苏梗三钱，炙甘草二钱，蓖麻叶五张。

· 11 ·

1949

新 中 国
地 方 中 草 药
文 献 研 究
(1949—1979年)

1979

用法：水煎服，一日一剂，五剂见效。

（澄江医院）

四、支气管哮喘

处方：广地龙三钱，五味子五钱，白参一钱。

用法：上药共研末，大人分二次(空腹)服，小儿用量减半。

（县人民医院）

五、肺 结 核

处方：割人藤一两，白芨三钱，百部三钱。

用法：水煎服，一日一剂，服至病愈为止。

（顾山公社一大队）

六、肺痈(肺脓疡)

处方：合欢皮二两，鱼腥草一两。

用法：煎汤服，一日一剂，连服十至二十剂见效。

（民间验方）

·12·

七、咳血、咯血

处方：虎杖一两，蚕豆花二两。

用法：煎汤服，服到血止为度。

（长泾公社）

八、胃　痛

处方：1.茅术三钱，杜衡八分，青木香三钱。

用法：共研末装入胶囊，每粒一分，一日三次，每次服四粒。

（周庄医院）

处方：2.高良姜二钱，制香附二钱，炒桔皮二钱，陈香元二钱。

用法：共研末，一日三次，每次五分，开水过服。

（河塘苏巷大队）

九、胃及十二指肠溃疡

处方：1.延胡索二两，碳酸钙二两，白芨二两，

• 13 •

1949

新　中　国
地 方 中 草 药
文　献　研　究
(1949—1979年)

1979

陈皮一两。

用法： 上药共研末和匀，一日三次，每次二钱。

注： 此方经临床使用对胃痛、胃及十二指肠溃疡，效果比较满意。

（县人民医院）

处方： 2.乌贼骨三钱，白芨三钱，地榆炭三钱。

用法： 共研末，一日三次，每次服二钱，开水过服，治胃溃疡出血。

（河塘苏巷大队）

十、胃　肠　炎

处方： 老观草四钱，青木香三钱，辣蓼草四钱，干姜一钱。

用法： 水煎服，一日一剂，连服二至三剂。

（周庄公社一、五大队）

十一、肝　硬　化

处方： 田基黄一两，平地木一两，石见川一两。

用法： 水煎服。每日一剂，二十天 为 一 个 疗
程。

注： 治肝炎及早期肝硬化，效果较好。

（民间验方）

十二、慢性胆囊炎

处方： 蒲公英二两，丹参一两，过路黄一两。
用法： 煎汤服。每日一剂，二十天 为 一 个 疗
程。

（山观医院）

十三、胆 结 石

处方： 明矾一两，郁金二两，鱼脑石一两，芒
硝一两。
用法： 上药共研末，每次一钱，每日三次，用
过路黄五钱，地耳草五钱，煎汤过服。

（民间验方）

· 15 ·

1949

新　中　国
地方中草药
文　献　研　究
（1949—1979年）

1979

十四、高　血　压

处方：1.夏枯草五钱，梧桐花三钱，藁本三钱，川芎二钱，野菊花三钱。

用法：煎汤服。一日一剂，十天为一个疗程。

（红旗药店）

处方：2.桑叶一两，桑枝一两，五味子五钱。

用法：上药煎汤熏洗足部一日二次。

（红旗药店）

十五、非缺铁性贫血

处方：女贞子一两，墨旱莲一两，平地木一两，脱力草一两。

用法：水煎服，加红糖适量。一日一剂，十天为一个疗程。

（澄江镇一管区）

十六、糖　尿　病

处方：枸杞藤根二两，玉米须二两，茧壳十个。

用法：煎汤服。连服十至二十剂。

（民间验方）

十七、血　　尿

处方：墨旱莲一两，车前草一两，小蓟草一两。

用法：水煎取浓汁、一天分三次服。

（云亭医院）

十八、慢性肾脏炎

处方：山楂树（连根）四两，红枣十枚。

用法：浓煎代茶，连服数十天。

（要塞花山大队药农）

十九、尿道感染

处方：1.蔗寄生（烟杆头草）五钱。

用法：煎汤分二次服。一日一剂，服至小便正常为止。

（长泾泾东大队）

处方：2.车前草半斤，毛蓼四两，铁洗帚四两，

· 17 ·

1949

新　中　国
地 方 中 草 药
文 献 研 究
(1949—1979年)

1979

天青地白草四两，淡竹叶四两，红花郎（翘摇）四两。

用法： 上药六味均用鲜草打烂绞汁分二次用黄酒少许过服。

（长泾泾东大队）

二十、风疹块（荨麻疹）

处方： 剪刀草一两，稀莶草五钱，薄荷叶三钱，威灵仙五钱，板兰根五钱。

用法： 水煎服。连服3——5剂即效。

外用：稀莶草二两，苍耳草二两，煎汤洗浴，连洗3——5次。

（顾山一大队）

二十一、盗　汗

处方： 1.陈棉子饼三两，浮麦一两，红枣五个。

用法： 煎汤服，每天一剂，连服三——五剂，盗汗即止。

（顾山一大队）

处方： 2.五倍子三分，白胡椒二分

用法： 将上药研末每天晚上放在脐上，用胶布
贴好。

注： 肾亏盗汗，效果良好。

（顾山一大队）

二十二、神 经 衰 弱

处方： 五味子五钱，烧酒一斤。

用法： 将药浸入烧酒内，一周后即可服用，
早、晚各服一次，每次一汤匙。

（要塞医院）

二十三、遗 精

处方： 白毛水仙草（全草）一两，红枣十枚。

用法： 水煎服，连服一星期。

（要塞花山大队药农）

二十四、遗 尿

处方： 复盆子五钱，桑螵蛸五钱，乌药三钱，

• 19 •

1949

新　中　国
地 方 中 草 药
文　献　研　究
(1949—1979年)

1979

白果肉七粒，金樱子五钱。

用法： 临睡前半小时煎服，连服5——10剂（膀胱病引起者无效）。另用：五培子，白胡椒各二分研末，临睡前贴于脐心，用胶布扎好，白天取下。

（顾山一大队）

二十五、癫痫（羊癫风）

处方： 黄瓜藤二两，苍耳草一两。

用法： 水煎服，一日一剂，二十天为一个疗程。

（河塘苏巷大队）

肠寄生虫病

一、血吸虫病

处方：1.鲜枫杨树叶（鬼头杨）半斤。

用法：用鲜叶半斤加水1斤煎汁，分三次，一
天服完，暂定20天为一个疗程。

（湖北中医学院）

处方：2.鸭跖草五钱，辣蓼五钱。

用法：煎汤服。

注：可退血吸虫病人急性高热。

（民间验方）

处方：3.大田螺一个，食盐三钱，葱白头（带
须）三个。

用法：打烂敷脐心。

注：退晚期血吸虫病腹水。

（澄江医院）

处方：4.天浆壳五钱。

用法：煎汤服，十天为一个疗程。

1949

新 中 国
地 方 中 草 药
文 献 研 究
(1949—1979年)

1979

注：退晚期血吸虫病肝硬化腹水。

（澄江医院）

处方：5.煨甘遂三分，白术三钱。

用法：研末二次分服。

注：退晚期血吸虫病腹水及肾炎腹水。
煨甘遂五钱研末敷脐下亦可退水。

（西桥医院）

二、蛔 虫

处方：1.苦楝树根白皮二两。

用法：煎汤二碗，一日分二次服，连服二天。

（民间验方）

处方：2.扁蓄草1斤，敌百虫10克。

用法：将扁蓄草煎成浓汁500毫升，冷 却 后加
进敌百虫10克和匀即成扁蓄草、敌百虫
合剂。成人用30毫升，分早晚二次服。
15岁以下小孩每岁服2毫升。

注：有严重肝病者忌服。有少数 年 老 体 弱

者，服药后有头昏、恶心、呕吐等现象，只要休息片刻，即可恢复。

（璜塘医院）

处方：3.乌梅、敌百虫合剂

处方及配制：

乌梅：打碎加水煎煮三次，每市斤乌梅煎汁浓缩成500毫升。

96％敌百虫：用冷开水稀释成10％溶液，夏季随配随用，冬季可存放一星期。

上药分别贮藏备用，服药时再混合。

用法及剂量：

敌百虫稀释液：第一天：体重50公斤服3—4毫升（每公斤6—8毫克），第二天：服4—5毫升（每公斤8—10毫克）。5岁以下服成人量的⅓，15岁以下服成人量的½。

乌梅煎液：每次10毫升。于每晚睡前混合服用。

注：禁忌、副作用与上方同。

（利港医院）

• 23 •

1949

新 中 国
地 方 中 草 药
文 献 研 究
(1949—1979年)

1979

处方：4.乌梅二两。

用法：煎汤两碗，分两次服。

　注：治胆道蛔虫。

（民间验方）

处方：5.菜油三两。

用法：一次吞服。

　注：治蛔虫梗阻。

（民间验方）

三、钩　　虫

处方：榧子一两，槟榔一两，红屯一两，贯众五钱。

用法：煎浓液，每日早晚饭前各服一次，分二天服完，服药时加生大蒜二瓣，随药生吃。

　注：体虚者忌服。

（省编验方）

• 24 •

四、姜 片 虫

处方： 雷丸三钱，槟榔三钱，土大黄三钱

用法： 上药研末，一日分三次服。

（河塘苏巷大队）

外　科

一、外 伤 出 血

处方：1.野榆白皮四两。

用法：炒黄研末，备用。撒在伤口处，止血较快。

（县人民医院）

处方：2.川占一钱，白芨二钱，漂半夏心二钱。

用法：上药共研细末备用。撒于伤口，立即止血。

（民间验方）

处方：3.南马勃五钱，白芨三钱。

用法：上药共研细末备用。撒于伤口，止血较快。

（澄江镇一管区）

二、水 火 烫 伤

处方：1.地榆炭三钱，大黄五分（炒炭），白残花根白皮三钱（炒黄）。

用法：上药研末，麻油调涂患处很快结痂。用药前先用0.9%盐水洗患处。

（顾山一大队）

处方：2.鲜黄蜀葵花20朵，菜油二两。

用法：将鲜黄蜀葵花打烂浸菜油内二个月后就可使用，取油涂患处。

（文林公社）

处方：3.鲜四季青叶六斤，冰片末1.5克。

用法：将四季青叶洗净打烂，加水放入铜锅内煎汁过滤，浓缩为1000毫升，加冰片和匀备用。涂于患处，很快结痂。有抗菌消炎收敛作用，并能治湿疹。

（县人民医院）

三、急性阑尾炎

处方：大蒜八瓣、芒硝（硫酸钠）三两、大黄粉五钱、醋（适量）。

用法：将大蒜、芒硝打烂敷于右下腹压痛处（三分厚），半小时后取去。（病人敷药后有肠蠕动加快，腹痛加重等不适

·27·

1949

新中国
地方中草药
文献研究
(1949—1979年)

1979

感）再用大黄粉加醋适量调潮，敷于原压痛处，一小时左右疼痛即减轻。一次不愈，可如法再敷第二次。如仍无效，应考虑手术切除。

注：本法适用于炎症初期甚效；阑尾脓肿亦有效。如已穿孔忌用。

（县人民医院）

四、流注（深部脓肿）

处方：龙葵一两，草河车三钱，马钱子八分，（去毛），蒲公英一两，地丁草一两，制草乌八分。

用法：加水煎服。一日一剂，连服3—5剂。

（顾山一大队）

五、疖（毛囊炎）

处方：1.鲜龙葵草四两。

用法：鲜草打汁一碗，温开水过服。无鲜草

时，可用干草一两煎服。

（周庄医院）

处方： 2.壁喜窝五个，鸡蛋一个。

用法： 鸡蛋顶端开一个小洞，将壁喜窝放进蛋内，煮熟吃。轻者一个蛋，重者服3—4个，红肿块很快消失。

（澄江四管区）

六、 疔

处方： 鼠牙半枝莲四两，芙蓉叶粉一两。

用法： 用鼠牙半枝莲打汁，调芙蓉叶粉敷患处。

注： 兼治痈疽、丹毒及一切化脓性疾患。

（澄江医院）

七、疽(蜂窝组织炎)

处方： 砻糠片树上蕈五钱，冰片五分。

用法： 将蕈放在瓦上焙炭，研细加入冰片，和匀，掺患处，甚效。

（周庄医院）

·29·

1949

新 中 国
地 方 中 草 药
文 献 研 究
(1949—1979年)

1979

八、搭 背

处方： 1.陈小粉（麦麸淀粉）二两，大黄末二钱。

用法： 将陈小粉炒至起烟，粉成深黄色，取出，冷透，研末，将大黄末加入和匀，用醋调涂患处。一日换药一次，连用几天有效。

　注： 兼治痈肿。

（民间验方）

处方： 2.(内服)割人屯一两，地丁草一两，蒲公英一两，败酱草一两，水煎服，一日一剂，连服5剂。

(外用)鲜割人屯一斤，元米饭二两。

用法： 将割人屯洗净，加元米饭同打烂，敷于患处，在敷药前用割人屯煎汤洗患处，然后敷药。夏天一天换二次，冬天一天换一次。

（顾山一大队）

九、天 泡 疮

处方：蚕豆壳。

用法：上药焙炭用香油调搽。

注：治天泡疮溃烂。

（要塞医院）

十、黄 水 疮

处方：黄柏末一钱五分，大黄八分，熟石膏二钱五分，红升五分，枯矾二钱。

用法：上药研末，用麻油调敷患处。

（顾山一大队）

十一、瘰疬(颈淋巴结核)

处方：功劳叶四两，天葵子半两。

用法：煎汤服，30天为一个疗程，连服3个疗程。

（澄江镇三管区）

1949

新 中 国
地 方 中 草 药
文 献 研 究
(1949—1979年)

1979

十二、乳头疯(乳头裂开)

处方： 白芷一钱，熟石膏一钱。

用法： 上药研末，用熟鸡蛋黄熬油调药，涂患处，甚效。

（顾山公社一大队）

十三、乳 腺 炎

处方： 紫花地丁一两，丹参三钱，蒲公英一两，白芷三钱，桔核、叶各五钱。

用法： 煎服2—3剂即愈。

（璜塘医院）

十四、下 肢 溃 疡

处方： 旧橡胶一块。

用法： 将旧橡胶洗净，放瓦上焙至灰白色为度，研细加冰片少许，用麻油调成糊状，涂于患处，每日换药一次（在换药时先用苦参三钱，煎汤洗患处）。直至痊愈。

（周庄医院）

十五、冻　疮

处方：白茄根焙炭二钱，马勃二钱。

用法：共研末，掺溃烂处。

（民间验方）

十六、关　节　炎

内服药：

处方：威灵仙五钱，八角枫根一两，寻骨风五
钱，地必虫三钱，节骨木一两，制草乌
一钱。

用法：加酒煎汤服，服药后盖被睡 1 小时，出
汗者为佳，连服 5—10 剂即效。

外用药：

处方：节骨木四两，鸡屎屯二两。

用法：煎汤洗患处。

（民间验方）

· 33 ·

1949

新 中 国
地 方 中 草 药
文 献 研 究
(1949—1979年)

1979

十七、跌打损伤(挫伤、扭伤)

处方：虎杖一两，地必虫五钱，青松毛半斤。

用法：前二味共研细末，松毛打汁拌药，用黄酒分二次过服。

（要塞创新大队药农）

十八、腰 膝 酸 痛

处方：川乌八分，五灵脂四钱，威灵仙四钱。

用法：水煎分二次服，连服5—6剂。

注：兼治四肢麻木、闪气痛。

（云亭医院）

十九、前 列 腺 炎

处方：半边莲一两，车前草一两，扁蓄草一两，银花屯一两，割人屯一两。

用法：水煎服。

（峭岐水塘大队）

二十、痔疮、脱肛

处方：乌龟头五个（炙炭），五倍子三钱，冰片三分。

用法：共研末备用。用温开水洗肛门后，将药掺上。　　　　　　　　　（长泾公社）

二十一、毒蛇咬伤

处方：（主药）半枝莲、地龙宫、大蓟根、血茜草，鲜草各一把（约二两）。

（辅助药）辣蓼草、青蒿、割人屯、车前草、地丁草、牛膝馒头草、金马兰、臭花娘子茎与叶，鲜草各一把（约二两）。

用法：先将半枝莲、地龙宫、大蓟根放石臼内打烂后，再放其它草打烂，视草干湿度，适当放水一至二碗，共打滤过后服汁，至少要一饭碗才有效。

注：此为祖传秘方，百治百好。

　　　（长泾公社泾东大队赵家湾生产队）

1949

新 中 国
地 方 中 草 药
文 献 研 究
(1949—1979年)

1979

二十二、黄蜂刺伤

处方：鲜瓦松适量。

用法：上药洗净打烂，敷于痛处。

（西桥医院）

二十三、粪怪

处方：叶下珠（粪怪草）一两。

用法：①内服：用全草一两，煎服可治疗钩蚴感染后的喉痒咳嗽。

②外用：鲜全草2—4两洗净打烂敷于痒处，治钩蚴感染引起的皮炎。

（陆桥公社）

二十四、肿瘤

抗癌丸 附：汤药（试用方）

药物：蟾酥一钱，草河车三钱，枫香脂四钱，制草乌四钱，马前子三钱（去毛），地龙三钱，土大黄四钱。

制法：将上药研末，用龙葵煎浓汁（鲜草打汁）和猪胆汁拌药，晒干研末，装入胶囊即成。

注：每粒含蟾酥量约五毫。

用法：一日三次，每次2粒。同时配合服汤药，每日一剂。

附汤药处方：

基本方：龙葵草八钱，半枝莲八钱，蛇舌草一两。

胃癌加：天葵子五钱，石见穿一两，败酱草一两，青木香三钱，猪殃草一两。

有块者加：阿魏一钱，水蛭一钱。

肺癌加：合欢皮一两，蜀羊泉一两，割人屯一两，白芨三钱。

子宫癌加：墓头回一两，蜀羊泉一两，黄药子一两，制草乌八分，大蓟根一两。

阴道及前庭肉瘤加：长春屯一两，合欢皮一两，蜀羊泉一两，黄药子一两，土狗（去羽）一钱，制草乌一钱。

1949
新 中 国
地 方 中 草 药
文 献 研 究
(1949—1979年)
1979

直肠癌加：猪殃殃一两，蜀羊泉五钱，鲜铁扁担二两，制草乌八分。

癌肿出血加：大小蓟草炭各五钱，羊蹄根五钱，小连乔五钱。严重者加参山膝三钱。

（科研小组）

皮 肤 病

一、神经性皮炎

处方： 苦参三钱，生南星三钱，红娘虫五分，斑毛五分，腊梅叶一两半，鲜鸡脚大黄根五钱，金钱松三钱。

用法： 前五味药研末，用鲜鸡脚大黄根及腊梅叶打汁，加入药内，用米醋适量，调成稀糊状，涂患处，一日换二次。

（顾山一大队）

二、鹅 掌 疯

处方： 腊梅树叶四两，白凤仙花二两。

用法： 将上药打烂，加醋半斤，浸3——4天后洗患处，一天二次，每次半小时。

注： 在用药期间忌用碱水。

（民间验方）

1949

新 中 国
地 方 中 草 药
文 献 研 究
(1949—1979年)

1979

三、牛 皮 癣

处方： 斑毛末二钱，土荆皮末三钱，白癣皮末
三钱，谷树根皮末三钱，鲜土大黄二两
酒精二两。

用法： 将土大黄打汁和药一併加入酒精内，浸
二周就可使用，涂患处。（顾山一大队）

四、咬发癣（脱发）

处方： 清明柳四两，芝麻梗二两。

用法： 煎汤洗头，每天一次，连洗一星期有效。

（要塞医院）

五、汗 斑

处方： 白芷二钱，月石五钱。

用法： 上药研末，用黄瓜柄打汁调药，涂患
处，一天二次（午睡和晚上睡时），
坚持二周，**即愈。**

（顾山一大队）

六、绣 球 疯

处方：枯矾三钱，煅月石三钱，白芷一钱，五
倍子三钱，割人藤叶二钱。

用法：上药共研细末，用鸡蛋黄熬油调药涂患
处（在用药前，用鬼头杨树叶煎汤洗患
处），一天二次，坚持一周即愈。

注：本方兼治女阴湿疹。

（顾山一大队）

1949

新 中 国
地 方 中 草 药
文 献 研 究
(1949—1979年)

1979

妇　科

一、白　带

处方：凤尾草一两，凤眼草五钱，鲜大蓟根一两，蜀羊泉一两，椿根皮五钱。

用法：煎汤服。

　注：服药期间，忌食海鱼、酸物。

（红旗商店）

二、痛　经

处方：生香附五钱，炮姜二钱，益母草一两，泽兰五钱，桃仁（打碎）三钱，玄胡索（打碎酒炒）三钱。

用法：在月经未来前2—3天煎汤服。

（红旗药店）

三、闭　经

处方：益母草一两，虎杖五钱，泽兰五钱，茜

· 42 ·

草五钱,马鞭草一两,桃仁(打碎)五钱。

用法: 煎汤服。

(红旗药店)

四、崩漏(子宫出血、月经过多)

处方: 棉子(打碎炒黄)二两,艾叶炭五钱,莲蓬炭一两,地榆炭一两,墨旱连五钱。

用法: 水煎服。一日一剂,连服5—10剂。

(顾山一大队)

五、乳汁不下

处方: 地锦草一两,老莴苣梗一尺半,猪爪一只。

用法: 煎汤服,连服五剂,乳汁逐渐增多。

(民间验方)

六、避 孕

处方: 龙胆草一两。

· 43 ·

1949

新　中　国
地 方 中 草 药
文　献　研　究
(1949—1979年)

1979

用法：在月经干净后第一天，煎汤，一天分二
　　　　次服。半年服一剂，一年服二剂，可避
　　　　孕一年。

注：从服药一天起的一周内，忌食猪油和糖

（利港医院）

五 官 科

一、急性中耳炎

处方：真桐油（适量）。

用法：取桐油0.3毫升滴患耳中，每日一到二次。

 注：用药后半小时止痛，二十四小时内炎症消失。（穿孔者无效）。

（要塞跃进大队卫生室）

二、慢性中耳炎

处方：大蒜二个。

用法：大蒜头打烂取汁滴耳内。

（利港医院）

三、鼻 炎

处方：鹅不食草一钱，辛荑花一钱。

用法：共研末，用棉球醮药塞鼻，早晚各换一次。

（澄江镇二管区）

· 45 ·

1949

新 中 国
地方中草药
文 献 研 究
(1949—1979年)

1979

四、鼻　衄

处方：蚕豆花五钱。

用法：水煎服，连服3—4次。

（要塞医院）

五、火眼(急性结膜炎)

处方：大田螺一个（冷开水漂尽），冰片三分。

用法：将冰片放入田螺口，用筷抵田螺口，让田螺水徐徐滴入杯内，取水点患眼几次即愈。

（民间验方）

六、眼癣(睫毛脱落)

处方：胆矾一钱，冰片二分。

用法：将上药研末，用鸡蛋黄熬油调药，涂患处，甚效。

（顾山一大队）

七、扁桃体炎(咽喉肿痛)

处方： 鲜点地莓一两（或干全草三钱）。

用法： 煎汤连服三天即愈。

（要塞花山大队药农）

八、鱼 骨 梗

处方： 威灵仙二两。

用法： 煎汤去渣加糖少许，徐徐咽下，骨自软化消失。

（顾山药店）

九、小儿舌炎

处方： 红豆一两，板兰根五钱。

用法： 板兰根煎汤煮豆，服豆和汤。

另用锡类散吹口。

注： 有胃热者去红豆，加鲜芦根一两煎汤服。

（西郊红旗大队）

第 二 部 份

新 针 疗 法

目　录

1949

新 中 国
地 方 中 草 药
文 献 研 究
(1949—1979年)

1979

新 针 疗 法

一、 头 昏 头 痛

取穴：(一)耳针：神门、胃、皮质下。

(二)体针：合谷、太阳、印堂、

内关。

用法：配合使用，每天一次。

手法：体针穴位中等刺激，如系高血压患者加

取右曲池。

注：兼治恶心，呕吐。

（县人民医院）

二、 咽 喉 炎

取穴：耳穴：咽喉。体穴：合谷。扁桃体炎：

加取耳穴扁桃体；上颌窦炎：加取耳穴

外鼻透内鼻、皮质下诸穴。

手法：合谷强刺激。

（县人民医院）

• 49 •

三、气　喘

取穴：肺俞、风门。

用法：用2％普鲁卡因2毫升作穴位封闭，每
　　　　天一次，十天为一个疗程，最多四个疗
　　　　程。

（南闸医院）

四、呃　逆

取穴：双拈竹。

手法：强刺激。

（青阳医院）

五、胃　痛

处方：2％普鲁卡因2毫升。

用法：在背部压痛穴上针刺一公分封闭。

（利港医院）

六、胃　溃　疡

取穴：(一)耳针：神门、胃、皮质下、十二指

· 50 ·

1949

新 中 国
地 方 中 草 药
文 献 研 究
(1949—1979年)

1979

肠。

(二)体针：中脘、内关、足三里、合
谷、太冲。

用法：配合施针。

（利港医院）

七、疟　疾

取穴：疟门穴（握拳背侧中指无名指间）。

用法：于发作前半小时针5—8分，留针半小时。

（利港医院）

八、肋间神经痛

取穴：支沟。

手法：强刺激。

（澄江医院）

九、腰　扭　伤

取穴：外关透内关。

手法：强刺激。

（青阳医院）

十、阳　萎

取穴：(一)耳针：睾丸、神门、肾、外生殖器。

(二)体针：关元、足三里、三阴交、肾
俞。

手法：体针强刺激。

（云亭医院）

十一、精　神　病

取穴：主穴：定神、跃进或红旗、三阴交透绝骨。

备穴：内关、丰隆、哑门。

体虚者：加足三里。

手法：强刺激。严重病人每日早晚各针一次，
待病人安静为度。

（云亭医院）

· 52 ·

1949

新 中 国
地 方 中 草 药
文 献 研 究
(1949—1979年)

1979

十二、疟病喉头蚁走感

取穴：（一）耳针：咽喉。

（二）体针：合谷。

用法：配合施针，可以顿感消失。

（县人民医院）

·53·

· 白 页 ·

1949

新　中　国
地方中草药
文　献　研　究
(1949—1979年)

1979

第 三 部 份

草　　药

草 药

药名	土名	生长环境	采收季节	用　效	用量
金银花	忍冬花	竹园边	花5—6月	清热解毒。治疗疮痈肿，热毒血痢。	3—5钱
	双花	篱笆边	屯11月	清热解毒，通经络。治疗疮肿	5钱—1两
蒲公英	羊奶草	路边田野	10—5月	清热解毒利尿，缓泻，抗菌消炎。	5钱—1两
野菊花	黄菊花	路边田野	11月	清热解毒。治疮疔痈肿咽喉肿痛。	5钱—1两
松兰	大青叶	栽培	8—9月	清热解毒，凉血。治疮肿、脓疡、丹毒。	5钱—1两
	板兰根	栽培	11月	清热解毒。治感冒、肝炎、腮腺咽喉肿痛。	3—5钱
鸭跖草	水竹叶	路边田野	7—8月	清热解毒，利尿、强心、消肿。退急性高热及低热不退。	1两

1949
新 中 国
地 方 中 草 药
文 献 研 究
(1949—1979年)
1979

药名	土名	生长环境	采收季节	用 效	用 量
半枝莲	井头草、牙刷草	路边田野	5—6月	清热解毒、利尿消肿。治肝炎腹水、癌肿。	5钱—1两
垂盆草	鼠牙半枝莲、狗牙半枝莲、珠牙半枝莲	路边山区	5—10月	清热解毒，消痈肿，解蛇毒。治水火烫伤，癌肿。	鲜草1两—4两
半边莲	蛇啄草、粪蛆草	路边水沟边	5—10月	清热解毒，利尿。治蛇咬伤，肾炎水肿。	鲜草1两—4两
猪殃殃	麦珠草、猫独落草	路边豆麦田	5—6月	清热解毒，利尿止血。治癌肿，兰尾炎。活血通络，治白血病。	1两
凤尾草	鸡脚草、背阴草	井边墙脚边	6—10月	清热解毒，收敛止血，止痢。治菌痢，黄疸肝炎，白带。	5钱—1两
马齿苋	酱板草	家前屋后	6—9月	清热解毒。治菌痢。	鲜草2两—3两

药名	土名	生长环境	采收季节	效用	用量
芦根	芦苇根	河边池沼	9—11月	清热解毒，解渴止呕。治消便秘，胃热。	1两
龙葵	老鸦眼睛草	田野家前屋后	8—9月	清热解毒，散结，利尿。治流注，疮痈，癌肿。	5钱—1两
四季青	四季青	山野	7—10月	抗菌消炎。治水火烫伤，皮肤炎症及湿症。	
蔗寄生	烟杆头草	瓷煤垛	10—11月	抗菌消炎。治扁桃体炎，急性咽喉炎，尿道炎，肾炎，膀胱炎。	3钱—5钱
夏枯草	棒柱头草	山野河岸边	6—7月	治肝炎，降血压，散结，消瘰疬。	3—5钱
蜀羊泉	白英白毛电	竹园篱笆边	7—10月	清热解毒，利尿。治阴道癌，膀胱炎，子宫风湿痛。	5钱—1两
点地梅	珍珠草	路边渠道道边	4—5月	清热解毒，消肿止痛。治急性咽炎，偏头痛。	5钱—1两

1949
新　中　国
地方中草药
文　献　研　究
（1949—1979年）
1979

药名	土名	生长环境	采收季节	效　　用	用　量
辣蓼	水蓼草	渠道边河岸边	5—10月	治痢疾肠炎，顽癣，止皮肤湿痒。	5钱—1两
葎草	割人屯	路边篱笆边	7—9月	清热解毒，利尿，健胃，退虚热，抗结核。治肺炎发热。	5钱—1两
芙蓉叶	木芙蓉	栽培	7—9月	内服，清热解毒，消肿排脓，止痛。外敷疮痈疖肿毒。	5钱—1两
鸡眼草	蚂蚁草	路边场边	8—9月	清热解毒，利尿。治肠炎腹泻，痢疾。	5钱—1两
盲肠草	鬼针草	路边林园	8—9月	清热解毒，强壮剂。治盲肠炎，肠炎腹泻，脱力劳伤。	1—2两
紫花地丁	地丁草	路边田野	5—9月	清热解毒，消肿。治疔疮肿毒。	5钱—1两
地耳草	田基黄	水沟边湿润处	5—7月	清热解毒，利尿，消肿。治急性肝炎，早期肝硬化，兰尾炎。	5钱—1两

448

药名	土名	生长环境	采收季节	效　用	用量
马兰根	马兰头	路边田边	全年	清热解毒。治感冒发热，咽喉肿痛。	5钱—1两
一见喜	穿心莲	栽培	7—10月	清热解毒，消肿止痛。治菌痢，肠炎，咽喉炎，肺炎，口腔炎。	2—3钱
大蓟草	触鼻牛草	田野路边	7—10月	止血，散瘀，消肿。治各种出血症。据动物试验有降血压作用。	3—5钱
小蓟草	小刺蓟头	路边田野	5—8月	清热，散瘀，消肿，止血。治黄疸肝炎。据动物试验：可降血压。	5钱—1两
蚕豆花		栽培	4—5月	治白带，降血压，止各种出血。	5钱—1两
蚕豆壳		栽培	6—7月	炒炭研末，麻油调敷，治天泡疮，水火烫伤。	
羊蹄	土大黄	田岸边	10月	治各种出血症，血小板减少症。	3—5钱

1949
新　中　国
地方中草药
文　献　研　究
（1949—1979年）
1979

药名	土名	生长环境	采收季节	效　用	用　量
仙鹤草	龙芽草	田屋边野	8—10月	强心、强壮剂。据动物试验：凝血时间缩短，血小板增加，止各种出血症。	3钱—5钱
茜草根	地苏木	田岸野	10—11月	活血、散瘀。止各种出血。	3—5钱
槐花米	槐树花	林园	6—7月	主治便血、痔出血，子宫出血（炒炭用）。（槐角子同效）。	3—5钱
艾叶	艾蓬	田野路边	6—7月	止血、散瘀，止痛，白带，痛经。（炒炭用）。	3—5钱
墨旱莲	鳢肠	田边	7—9月	止各种出血，有排脓，利尿、强壮作用。	3—5钱
血见愁	铁苋	田野路边	7—9月	清热解毒、治菌痢、肠炎、腹泻、便血。	5钱—1两
地锦草	红圣草	家前屋后路边	6—9月	治痢疾、腹泻、便血，痔出血，乳汁不下。	5钱—1两

450

药名	土名	生长环境	采收季节	效 用	用 量
地榆	山红枣	山野	10—11月	凉血。治血痢,血崩,水火烫伤;并有抑制绿脓杆菌的作用。	3—5钱
藕节		池塘	10—3月	凉血。止各种出血(炒炭用)。	3—5钱
莲房	莲蓬壳	池塘	8—9月	散瘀止血。治血崩,尿血(炒炭用),外用治天泡疮。	3—5钱
野榆根白皮	油树皮	林园	10月	去粗皮,炒黄研末,治外伤出血。	
紫苏叶	苏叶	田野屋边	7—8月	发汗,行气,解蟹毒。治感冒发热。	2—3钱
黑苏子	苏子	田野屋边	9—10月	止咳,化痰,平喘,润肠。	2—3钱
杜衡	马细辛	山野	7—8月	祛风,止痛,散瘀,止咳。治感冒,头痛。	5分—1钱

1949
新中国
地方中草药
文献研究
(1949—1979年)
1979

药名	土名	生长环境	采收季节	效　　用	用　量
冬桑叶		栽培	11月	治感冒发热，头痛，咳嗽，咽肿。	3—5钱
浮萍草	浮飘草	池塘	6—9月	发汗透疹，清热，利尿。治感冒发热无汗。	3—5钱
西河柳	柽柳	庭园	5—9月	治感冒发热，麻疹不透。	3—5钱
薄荷	野薄荷	田野路边	7—9月	治感冒发热，头痛，无汗，鼻塞，喉痛，风疹，皮痒。	2—3钱
蝉衣	知了壳	篱笆树枝	7—9月	清热，镇痉，利喉。治感冒发热，声音嘶哑，麻疹高热，痘疹不透。	1—2钱
苍耳子	野茄树	田野路边	9—10月	治风湿痛，头痛，鼻炎，风疹块，麻疯病。	3钱—5钱
稀莶草	风湿草	田野屋边	8—9月	祛风湿，止关节痛，降血压。	5钱—1两

药名	土名	生长环境	采收季节	效 用	用 量
臭梧桐叶	海州常山	田野路边	6—9月	治风湿痛，关节酸痛，高血压。	2—5钱
臭梧桐根	海州常山	田野路边	10月	治风湿痛，关节炎。	5钱—1两
接骨木	扦扦活	家前屋后	9—10月	祛风湿，通筋络，活血止痛。治跌伤，关节炎。	内服1两外洗2两
威灵仙	铁灵仙	山野	10—12月	治风湿痛，关节炎，胃痛，咽喉梗。	3—5钱
寻骨风	白毛屯	山野	7—9月	祛风活血。治风湿性关节炎。	5钱—1两
金钱草	连钱草	屋边路边	4—10月	利尿，化湿，消肿。治尿路结石，肾炎水肿，湿热黄疸。	5钱—1两
小金钱	荷包草马蹄金	屋边路边	5—10月	治湿热黄疸，肾炎水肿。	5钱—1两

• 62 •

1949
新 中 国
地 方 中 草 药
文 献 研 究
(1949—1979年)
1979

药名	土名	生长环境	采收季节	用　效	用　量
车前草	野甜菜	路边	5—10月	据动物试验有利尿，化痰，止泻，降血压的作用。	5钱—1两
黄毛耳草	地蜈蚣	山野	6—9月	清热利尿，平肝，治湿热黄疸，急性肾炎，反胃，肿瘤。	3钱—5钱
海金沙屯	海金沙	山野	7—10月	治尿路感染，尿路结石，肾炎水肿。	3—5钱
过路黄	对坐草地龙宫	田岸边屋边	6—10月	治膀胱结石，胆囊结石。据试验可使胆石阴影消失。	1两
扁蓄草	蚂蚁骨头草	路边屋边	6—10月	利尿，清热，驱虫。据抗菌试验，对皮肤霉菌有抑制作用；并能治乳糜尿。	5钱—1两
荔枝草	癞头草	路边	7—9月	利尿，清热。治肾炎水肿。	5钱—1两

454

药名	土名	生长环境	采收季节	用　　　　效	用　量
玉米须	玉蜀黍	栽培	8—9月	治肾炎，水肿，黄疸，糖尿病等。	5钱—1两
瞿麦	洛阳花	山野	7—9月	利小便，治尿血热痛，闭经。	3—5钱
天将壳	萝麻	田野竹园	9—10月	化痰，止咳，平喘，利尿。毛：外用止血。	3—5只
佛耳草	鼠曲草	田野	5—8月	止咳，平喘。治气喘，高血压。	3—5钱
鹅不食草	球子草	路旁园内	7—9月	通鼻开窍，消肿，解毒，治鼻炎，百日咳，火眼流泪。	1—2钱
千日红	长生花	栽培	9—11月	止咳定喘。治百日咳哮喘。	3钱
枇杷叶		林园	全年	治慢性气管炎，咳嗽，痰多，胃热，呕吐。	3—5钱
桔梗	苦桔梗	山野	11—4月	祛痰排脓。治感冒，咳嗽，肺痛。	2—3钱

1949

新　中　国
地方中草药
文　献　研　究
(1949—1979年)

1979

药名	土名	生长环境	采收季节	用　　　效	用　量
百部	肥百部	山野	10—4月	止咳，杀虫。治肺病咳嗽，外用洗头灭头虱。	3钱
藿香	土藿香	栽培	7—9月	健胃，化湿，止呕，清胃热。治感冒，头痛，食欲不振。	3钱
佩兰	金马兰	田野河边	7—9月	健胃，化湿，止呕，清胃热。治发热，头痛，恶心，口臭，消化不良。	3钱
大麦芽	麦芽			健胃，消食，回乳，消暑。	3钱
青木香	木香根	岸边田野	11—3月	治发痧，腹痛，胃气痛，高血压。	3钱
马兜铃	马响铃	岸边山野	9—10月	清肺，降气，止咳，平喘。	2—3钱
平地木	老勿大	竹园山野	全年	活血止痛，健胃，强壮。治湿热，黄疸肝炎，肾炎。	5钱—1两

药名	土名	生长环境	采收季节	效　　　　用	用　量
铁扫帚	火鱼草	山野	7—9月	治胃痛，遗精，遗尿。	5钱—1两
虎杖	铜筋铁骨草	河岸山野	8—11月	活血通经，止痛，祛伤。治关节炎，黄疸，胆囊结石，民间用于止血。	5钱—1两
马鞭草	鞭子草	屋边	8—9月	活血散瘀，通经利水。治闭经，关节痛，痢疾。	3—5钱
地必虫	庶虫	灶间鸡棚	6—9月	活血，散瘀，通经，止痛。治跌打损伤及闭经。	2—3钱
铁树叶		栽培	全年	收敛止血，活血止痛。	5钱—1两
石见穿	紫参	山野	8—10月	活血止痛，关节痛，治肝炎，痈肿。	5钱—1两
芡实	野鸡头	池塘	9—10月	补肾，固精。治白带，肾亏遗精。	5钱—1两

1949
新 中 国
地方中草药
文 献 研 究
(1949—1979年)
1979

药名	土名	生长环境	采收季节	用　效	用　量
椿根皮	臭椿树	林园	皮12月	治：湿热白带，月经过多。	5钱—1两
	凤眼草		果8月	治：痢疾，便血，白带。	2—3钱
桑螵蛸	蟑螂子	桑园	10—12月	补肾，固精。治遗精，白带，遗尿，小便短促。	3钱
合欢皮	乌绒树	栽培	11—12月	安神，治失眠心烦，消痈肿，止痛，肺痈。	5钱—1两
夜合花	乌绒花		6—8月	治失眠，胸闷，胃呆。	3钱
地龙	曲蟮	田间	6月	清热，利尿。治支气管哮喘，关节疼痛。	3钱
徐长卿	龙须草	山野	10月	止痛，化湿，解毒。治胃痛，关节痛。	2钱
何首乌	野山芋	屋边	全年	制熟:补血，补肾，强壮药。生:治失眠及贫血。	3—5钱 3—5钱

药名	土名	生长环境	采收季节	用　效	用　量
土杞子	枸杞子	田野路边	10月—11月12月—4月	果：补血、补肾、养肝、明目。根：清热、强壮、降血压。	3钱1两
女贞子	冬青子	林园	12月	补血、养肝、明目。治肾亏、腰酸、耳鸣，眼花。	3钱—5钱
龟板	乌龟板	池塘	全年	滋养、补阴、补血。治虚热盗汗，体虚，贫血。	5钱
必甲	甲鱼背骨	池塘	全年	滋养、补阴。治虚热盗汗。	5钱—1两
鸡内金	鸡黄皮		全年	健胃、消食。治食积、猪积，反胃、呕吐。	2—3钱

民间验方选编

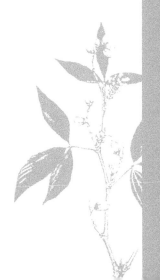

提　要

淮阴专区政工组教卫组民间验方中草药展览会编。

1970 年 4 月第 1 次印刷。64 开本。3.3 万字。共 203 页，其中前言、目录共 12 页，正文 182 页，插页 9 页。平装本。

编者对民间中草药、土单方进行了调查和整理，又组织中草药展览会进行推广使用，并将展览会上的民间单方、验方选编成本书，供医务工作者交流学习。

全书共介绍 664 个验方，根据验方功效及所治疾病科别，分为预防（包括除四害和防病）、内科、外科、伤科、妇科、儿科、五官科、皮肤科以及其他用方 9 类。

每种疾病下列有方剂若干，每方包括处方（组成）、用法、来源等。

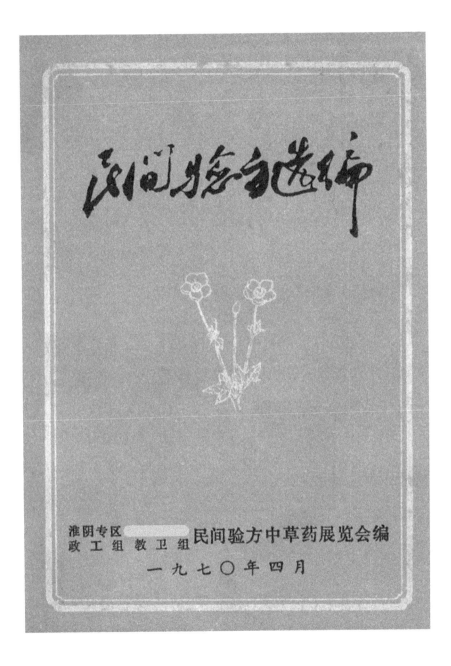

淮阴专区
政工组 教卫组 民间验方中草药展览会编

一九七〇年四月

目　　录

预　　防

1.除四害

2.防　病

1

1949
新中国
地方中草药
文献研究
(1949—1979年)
1979

内　科

2

3

1949
新 中 国
地方中草药
文 献 研 究
(1949—1979年)
1979

4

5

1949

新 中 国
地方中草药
文 献 研 究
(1949—1979年)

1979

儿　　科

6

7

1949

新 中 国
地方中草药
文 献 研 究
(1949—1979年)

1979

皮 肤 科

8

9

1949

新　中　国
地方中草药
文　献　研　究
(1949—1979年)

1979

封面插图：打破碗花花。

10

预 防

（一）除 四 害

一、灭 蚊

1.处方： 辣椒楷适量．杂草适量。

  用法： 共烧烟熏。

  来源： 淮阴县

2.处方： 除虫菊适量

  用法： 烧烟熏。

  来源： 淮安县

3.处方： 鳖甲 2 两，樟脑 1 两、红浮萍
1 斤．

  用法： 共研末，烧烟熏．

  来源： 淮安县

4.处方： 苦栋子 5 斤，苦栋叶 5 斤。

  用法： 煎水倒入水塘内。

1

1949
新　中　国
地 方 中 草 药
文 献 研 究
(1949—1979年)
1979

说明：此方可杀灭孑孓

来源：淮安县

5.处方：烟梗（或烟叶)3份　雷公藤7份、马前子4份，清水80份。

用法：上药浸泡后喷洒水塘内。

说明：此方可杀灭孑孓及蛆。

来源：淮安县

二、灭　蝇（灭蛆）

1.处方：藜芦适量

用法：晒干研末，拌于少量食物中，或煎水喷洒亦可。

来源：淮安县

2.处方：土花椒叶适量

用法：捣烂撒于粪坑内。

说明：亦可用桃树叶、柳叶，核桃树叶、晒干研末或煎水洒粪坑内，有灭蛆作用。

来源：淮安县

2

3．处方：泽漆、紫穗槐叶各适量。

　　用法：放入粪坑内，有灭蛆作用。

三、灭 臭 虫

1．处方：藜芦适量

　　用法：用煤油浸泡喷洒床上。

　　来源：淮安县

2．处方：凤眼草适量

　　用法：晒干研末．涂撒床缝。

　　来源：淮安县

3．处方：桃树叶适量

　　用法：晒干研末，撒于床缝中。

　　来源：淮安县

四、灭　　蚤

1．处方：枫树子、藜芦各适量。

　　用法：烧烟熏衣被．

　　来源：淮安县

2．处方：百部3钱，枫树子2斤，干桃叶1斤。

3

1949

新 中 国
地方中草药
文 献 研 究
(1949—1979年)

1979

用法：烧烟熏衣被。

来源：淮安县

（二）防　　病

一、预防流行性感冒

1.**处方**：野芋头（洋芋头）10斤，大米半斤　食盐2两　清水40斤。

用法：将野芋头洗净切碎与大米、食盐同炒，待米炒至黑色，加水煮三十分钟。每次喝十余酒盅，连饮三天。

说明：此方亦可用于治疗。

来源：灌云县木圩医院

二、预防麻疹

1.**处方**：丝瓜瓤适量

用法：煎汤连饮数次。

来源：灌云县人民医院

2.**处方**：黄豆根、绿豆根、黑豆根各5钱。

4

用法：上药共煎汤一次服，连服 三 天。

来源：淮安县

3. 处方：紫草2钱，绿梅花1钱。

用法：水煎服，每日一次，连服三天。

来源：清江市人民医院中医科

三、预防白喉

处方：青果、白萝卜各1两。

用法：煎水当茶喝。

来源：淮阴县高堰公社九堡大队

四、预防破伤风

处方：炮山甲2钱，槐树枝2钱，荆芥2钱，防风2钱。

用法：加水煎，滤后，冲入黄酒4两内服。

来源：灌云县同兴公社同兴保健站

五、预防冻疮

处方：辣椒根（或茄子杆）适量

5

1949

新 中 国
地 方 中 草 药
文 献 研 究
(1949—1979年)

1979

用法：每到冬季用此药经常煎水洗下、脚。

来源：淮阴县高堰公社九堡大队

内 科

一、感 冒

1.处方：鲜生姜 5 片，葱白5—7根，红糖 5 钱。

用法：将姜、葱加水煎汤半碗，加糖和匀，热服。一日二次。

来源：淮阴县新渡公社新渡大队

2.处方：薄荷 5 钱

用法：水煎服，每日 一 次，连服两天。

来源：清江市人民医院中医科

3.处方：紫苏2—4钱，生姜 3 片。

用法：水煎服。

说明：适用于感冒风寒。

来源：淮阴县高堰公社九堡大队

7

1949

新　中　国
地 方 中 草 药
文 献 研 究
(1949—1979年)

1979

4.处方：葱白3钱，豆豉3钱。

用法：水煎服。每日一次，连服二人

来源：淮安县

5.处方：竹叶半斤

用法：将竹叶加水煎成2碗，每日服三次，每次服半小碗。

说明：此方亦适用于感冒发热。

来源：淮阴县高埝公社高埝大队

6.处方：冬桑叶3钱，鲜桑白皮5钱，白菊花3钱，风胡萝卜3个。

用法：上药加水煎汤半碗，一次热服。一日二次。

来源：淮阴县新渡公社医院

二、咳嗽（气管炎）

1.处方：丝瓜藤汁1碗（约半斤），冰糖4两。

8

用法：将冰糖加入汁内，放饭锅（或蒸笼）内蒸熟。每服 2—3 汤勺。一日三次。

说明：取汁法：把快要老的丝瓜藤靠根处割断，插入瓶内，其汁自然流下。

来源：淮阴县新渡公社新桥大队、灌南县硕湖公社惠干大队

2.**处方：**白辣萝卜 2 个，白糖 2—3 钱。

用法：将萝卜切片放碗内，加白糖腌 3—4 天，分二次食。

来源：淮安县

3.**处方：**鲜车前草 1 两，杏仁 5 钱。

用法：煎水。一日二次分服；连服 3—5 天。小儿服量酌减。

注：以上二方（2—3）对哮喘也能应用。

来源：淮安县

4.**处方：**百布根 5 钱，桑白皮 5 钱。

9

1949

新 中 国
地 方 中 草 药
文 献 研 究
(1949—1979年)

1979

　　用法：水煎服，每日一剂。

　　来源：清江市人民医院中医科

5.处方：陈葵花头1只，桑白皮2两。

　　用法：煎汤，一日三次分服，连服3—5天。

　　说明：本方适用于多年慢性支气管炎。

　　来源：清江市郊区公社东风大队

6.处方：桑白皮2两，白糖适量。

　　用法：煎汤，一日三次分服。

　　说明：本方适用于多痰的支气管炎。

　　来源：清江市郊区公社东风大队

7.处方：肥猪肉1斤，菟丝子半斤。

　　用法：菟丝子用布包好，和猪肉同煮熟后，去菟丝子，吃猪肉。

　　来源：灌南县硕湖公社惠干大队

8.处方：甜杏仁1两（去皮、尖），冰糖2两，胡桃肉1两，黑芝麻2两。

10

用法：上药共捣烂如泥，每日早晚各服1汤勺，开水送下。

说明：本方治老年咳喘。

来源：宿迁县耿车医院

9.**处方**：杏仁7个，山枝2钱，桃仁2钱，白胡椒7个，红糯米7粒。

用法：共研细末，用鸡蛋清调匀，贴于一侧涌泉穴。

说明：病重者，要用6—7次。

来源：洪泽万集公社

三、哮　　喘

1.**处方**：蚕豆适量。

用法：将蚕豆炒熟后，放在病人自己的小便中浸泡，待尿被蚕豆吸收后，每日服三次，连服一月。3—5岁服3—5钱，6—10岁服8钱—1两。10岁以上服1两—1两5钱。

11

1949

新 中 国
地 方 中 草 药
文 献 研 究
(1949—1979年)

1979

来源：淮安县

2.处方：瓜蒌1两，明矾指头大一块。

用法：上药同烧存性，研末。一日分二次用熟辣萝卜蘸服。

来源：淮安县

3.处方：生番瓜子

用法：去皮研末，每服2汤勺，每日一次．开水冲服。

来源：清江市郊区公社南港大队

4.处方：生鸡蛋一只，童便适量。

用法：将鸡蛋头敲一小洞，放入童便内浸三昼夜。发作时煮熟吃。每次一个，一天一次，连服一周。

来源：泗阳县中医座谈会

5.处方：百布根2两，蜂蜜2两。

用法：煎汤分三次服。每日一剂，连服三—五天。

来源：清江市郊区公社同心大队

12

6.**处方**：白胡椒七粒，桃仁3钱，杏仁3钱，糯米少许。

用法：同研细末，水调贴足心。

来源：淮安县

7.**处方**：红皮鸡蛋（新鲜的好）7个，五味子4两。

用法：同入瓦罐内用温水浸泡七天，要保持温度在30—35度之间，待其发霉，煮熟后去五味子及汤，吃鸡蛋（鸡蛋去外壳，不去薄膜）。成人一次吃完，小儿减半，连吃三付，间隔10天吃一付。

来源：泗洪县小楼公社

8.**处方**：黑狗肝半斤，豆油4两，白糖4两。

用法：炒熟内服。

说明：本方适用于慢性支气管哮喘。

来源：清江市郊区公社东风大队

9.**处方**：胎盘2个，猪肉1斤。

13

1949
新 中 国
地 方 中 草 药
文 献 研 究
(1949—1979年)
1979

　　用法：同煮熟，切碎为丸，用油煎，当食服。

　　来源：原载于一九五七年三月七日《健康报》。经宿迁县新庄公社医院使用证明有效。

四、肺　　痈〈肺脓疡〉

　　1.处方：陈芥菜卤1两

　　用法：开水冲服，每日一次。

　　说明：1.如没有，陈韭菜卤亦可用。

2.亦可用陈芥菜卤煎豆腐吃。

　　来源：清江市人民医院中医科。灌云县伊芦公社医院

　　2.处方：明矾，白蜡各等分。

　　用法：将药放入铜器内，加热溶化，不断搅拌，使二药充分混和，稠如糊状，再冷凝研末，每日清晨服3钱。

　　来源：淮阴县高堰公社前进大队

14

3.处方：枸橘叶一把，菟丝子2两，芦根2尺（切碎）。

用法：水煎服。每日一剂。

来源：沭阳扎下公社

4.处方：壳树果（须成熟者）

用法：熬成膏剂备用。早晚各服一汤匙。

说明：忌辣。

来源：淮阴县高堰公社九堡大队

5.处方：金银花4两，桔梗1两，生甘草2两。

用法：上药共煎汤当茶喝，少量多次。

来源：宿迁县龙河公社医院

6.处方：鱼腥草5钱，板兰根5钱，苡仁4钱，冬瓜仁4钱。

用法：水煎服。每日一剂，连服七天。

说明：如大便燥结，加大黄2钱，瓜蒌仁4钱。

15

1949
新 中 国
地 方 中 草 药
文 献 研 究
(1949—1979年)
1979

来源：灌南县大圈公社医院

五、肺 结 核

1.处方：大蒜头

用法：每次2头，日服三次。

说明：此方要常服。

来源：淮安县林集公社

2.处方：核桃肉5个．冰糖2两。

用法：共捣和匀，分四次服．每日一次，开水送下。

来源：淮安县席桥公社

注：以上二方，对肺结核有显著咳嗽症状的有助。

3.处方：鲜葎草(拉拉藤)果穗3两（干者1两）。

用法：水煎服。连服七一十天。

说明：此方适用于潮热盗汗者。

来源：淮阴县高堰公社九堡大队

16

4. **处方**：白芨 4 钱，百合 4 钱。

用法：上药共研细末，开水冲服，每日一次，连服十天为一疗程。

说明：本方适用于肺结核吐血者。

来源：淮阴县高堰公社

5. **处方**：糯米 1 斤，松香 2 两。

用法：共碾为细末，水调为丸，做成二百七十个丸子，蒸熟，每服一丸，一日三次，连服三个月。

说明：此方适用于浸润型肺结核。

来源：洪泽湖农场医院

6. **处方**：活乌龟 1 只

用法：用黄泥将乌龟封固，放在稻糠火中烧，然后去泥将龟研细末，每服 5 分，每日三次。

来源：淮安县

7. **处方**：金荞麦 1 两 5 钱，猪肉三两。

用法：煨汤吃，连服一周左右。

17

1949

新 中 国
地 方 中 草 药
文 献 研 究
(1949—1979年)

1979

说明：此方用于肺结核痰中带血。

来源：淮安县

8.处方：白芨3两，川贝母1两5钱。

用法：共研细末，每服1钱，开水调服、一日二次，二十天为一疗程。

说明：此方适应于肺结核空洞者。

来源：淮安县

六、盗　汗

1.处方：浮小麦2两，红枣12枚。

用法：煎汤，晚间睡前顿服；连服数日。

来源：沭阳县人民医院

2.处方：瘪桃干（毛桃干）1钱5分—3钱。

用法：煎汤内服。

按：瘪桃即中药桃枭。

来源：泗洪县

18

3. **处方**：陈玉米秸瓤 1 两

    用法：煎汤内服，每日二次。

    来源：清江市郊区公社东风大队

七、血 症

1. **处方**：乱头发 1 团洗净

    用法：烧炭存性，研为细粉，吹入鼻内。

    来源：沭阳县青伊湖公社

2. **处方**：人乳

    用法：滴入鼻孔内。

    来源：淮阴县古寨医院

3. **处方**：白矾溶液

    用法：以棉花蘸白矾溶液塞鼻。

    来源：淮阴县高堰公社九堡大队

    注：以上 1—3 方，用于鼻出血。

4. **处方**：枯矾 5 钱，蚕茧三个，烧存性。

    用法：共为细末敷齿龈。

1949
新 中 国
地 方 中 草 药
文 献 研 究
(1949—1979年)
1979

说明：此方适用于齿龈出血。

来源：宿迁县陆集公社

5.处方：鲜茅草1把，鲜藕节7个，鲜小蓟1撮。

用法：煎汤内服，每日一剂。

来源：宿迁县双庄医院

6.处方：侧柏叶2两—3两。

用法：炒焦，水煎服。

来源：清江市、灌云县、沭阳县

7.处方：血余炭（头发炭）2两5钱，藕片5两。

用法：加水煎减3两3钱，每天二次，每次3钱。

来源：淮阴县高堰公社九堡大队

8.处方：鲜白藕2斤，白糖4两。

用法：将藕捣烂取汁，入糖和匀。每服1—2汤勺，一日数次。

说明：亦可用藕节煎水，加糖调服。

20

来源：淮阴县、泗洪县

9.**处方**：鲜生地2两，生大黄粉1—2钱。

用法：将鲜生地捣汁加入大黄粉，一次服完。

来源：宿迁县人民医院、灌云县人民医院

10.**处方**：荠菜花（连根）1把。

用法：煎汤内服。每日一剂，连服四天。

来源：淮阴县高堰公社九堡大队

注：以上5—10方皆用于吐血，对鼻出血，便血等亦可用。

11.**处方**：白芨1两，干藕节5钱。

用法：将上药研末，每服1钱，日服三次，开水送下。

说明：此方适用于肺出血。

来源：宿迁县晓店公社医院

21

1949

新　中　国
地 方 中 草 药
文　献　研　究
(1949—1979年)

1979

12. **处方**：柿饼2个。

　　用法：蒸熟吃，连服3—5天。

　　来源：清江市人民医院中医科

13. **处方**：旱莲草（臭脚丫）2钱

　　用法：焙干研末，米汤调服。

　　来源：淮阴县高埝公社九堡大队

14. **处方**：刺猬1只，血余炭（头发炭）5钱。

　　用法：将刺猬煅炭存性，与血余炭共研细末，每日早晚各服一次，每次二钱，红糖和入开水冲服。

　　来源：泗洪县管镇公社

15. **处方**：蚕沙（蚕屎）1两

　　用法：炒炭存性，每服一钱，日服三次。

　　来源：淮安县

　　注：以上12—15方用于便血。

16. **处方**：小蓟根1—2两。

22

用法： 水煎服。

来源： 清江市、淮阴县、灌云县

17. **处方：** 紫金龙根半斤，红糖 2 两。

　　用法： 煎汤加红糖和匀，分三次服。

　　来源： 洪泽县仁和公社

　　注： 以上16—17方用于尿血。

八、头　痛

1. **处方：** 鲜沙草根（即香附子）5 钱，葱白 4 两。

　　用法： 上药捣烂，醋调，敷痛处。

　　来源： 淮安县

2. **处方：** 鲜萝卜 1 个，冰片少许（研末）。

　　用法： 萝卜捣烂绞汁，入冰片调匀，滴入鼻孔内。右痛滴右，左痛滴左。

　　说明： 适用于偏头痛。

　　来源： 淮阴县新渡公社佟洼大队

3. **处方：** 荞麦半斤。

1949
新 中 国
地 方 中 草 药
文 献 研 究
(1949—1979年)
1979

用法：带皮碾成粉，加水适量调匀，装入布袋内，扎紧袋口，放锅中蒸熟，取出趁热敷患处。本药可以加热重复使用。

来源：沭阳县扎下公社

4.**处方：**全蝎1只

用法：放在瓦上焙后研细粉，用少量放在太阳穴上，用胶布贴住。

来源：泗阳县城乡公社临城大队

5.**处方：**白附子，川芎各等分。

用法：研末，调敷太阳穴。

来源：淮阴县高堰公社民主大队

6.**处方：**乳香，蓖麻子各等分。

用法：共捣为糊，用针刺破太阳穴后将此药敷上。

来源：淮阴县高堰公社九堡大队

7.**处方：**白芷（用萝卜汁浸一夜，晒干研粉）。

用法：每服1—3钱。开水冲服或用

24

粉喂入鼻内亦可。

　　来源：淮阴县高堰公社九堡大队

　　　注：以上三方（5—7），适用于神经性头痛。

九、胃　痛

　1.**处方：**香附8两，五灵脂8两，黑白丑各1两。

　　用法：共炒研末，醋调为丸。每服1钱，日服三次。以生姜汤送服。

　　来源：淮阴县高堰公社民主大队

　2.**处方：**桃树胶，指头大一块。

　　用法：开水送服。

　　来源：清江市人民医院中医科

　3.**处方：**鸡蛋壳数个，红糖1两。

　　用法：将蛋壳放在瓦上焙黄研粉，与糖和匀。每服3钱，一日三次。开水送服。

　　说明：适用于胃痛吐酸水。

1949

新中国
地方中草药
文献研究
(1949—1979年)

1979

来源：淮阴县新渡公社临河大队卫生室

4.处方：炙乌贼骨，炙鸡内金各等分。

用法：共研细末，每服1钱，一日三次，开水冲服。

来源：灌云县

5.处方：炙乌贼骨7两，草决明（炒）3两。

用法：共研极细末。每服1钱5分—2钱。每日二次。

来源：灌云县人民医院

6.处方：蛤壳半斤，红糖半斤。

用法：将蛤壳煅研细末，与红糖调匀。每服3钱，每日一次。

来源：淮安县

7.处方：生姜3片，红枣3枚，向日葵化5钱。

用法：将药置饭锅内蒸二—四次，一

次服下。每日一次，连服二一四天。

来源：淮阴县高堰公社九堡大队

8.处方：羊衣胞1个。

用法：洗净，煎水服。每天1个，连服4个。

来源：泗洪县小楼公社

十、疟　　疾

1.处方：白胡椒1粒（捣碎）

用法：用针刺陶道穴稍见血，放胡椒末于穴上，以小膏药贴上。

来源：泗洪县管镇公社

2.处方：大蒜1瓣，切片。

用法：于疟疾发作前1—2小时贴脉上，纱布固定，感热辣时即除去。

说明：亦有使贴处发疱者

来源：清江市城北公社医院

3.处方：草果少许。

27

1949

新 中 国
地 方 中 草 药
文 献 研 究
(1949—1979年)

1979

用法、研粉．棉花包好．于发作前4小时塞于右鼻孔内。

来源：淮阴县高埝公社九堡大队

4.**处方** 生半夏2钱

用法：捣碎，疟发前2小时，放在膏药或胶布上贴于脐上，2小时后除去。

来源：淮安县

5.**处方**：甘遂3—5分，研末。

用法：于发疟前6小时左右置脐中，或第一胸椎处，外以膏药或胶布固定，过时除去。

来源：清江市人民医院中医科

6.**处方** 白胡椒2分，草果仁3分。

用法：上药研粉，于发疟前2小时将药粉置肚脐上．用膏药或胶布封贴．

来源 淮安县

7.**处方** 甜茶1钱5分，生姜2片。

用法 在发疟前2小时煎汤服。

28

说明：1.服后有轻微恶心或呕吐，别无其它反应。2.孕妇及年老体虚者不宜使用。

来源：淮安县

8.**处方**：芥菜籽1酒杯。

用法：于发作日的早晨饭前服，冷开水送下。

来源：泗阳县

9.**处方**：地骨皮5寸，茶叶1把。

用法：于发作前煎汤内服。

来源：淮阴县新渡公社佟洼六队

10.**处方**：芫花适量，枣子3个(去核)。

用法：将芫花剪碎，填满3个枣子内，早晨饭前服。

来源：淮阴县高堰公社九堡大队

11.**处方**：常山3钱，制半夏3钱。

用法：水煎服。每天一剂，分二次服。

29

1949

新 中 国
地 方 中 草 药
文 献 研 究
(1949—1979年)

1979

来源：灌云县

12.**处方**：醋炙别甲1两，水红花子1两，炒槟榔1两。

用法：共为细末，日服三次，每次3钱，加糖调服。

说明：本方适用久疟脾肿大者。

来源：宿迁县洋北公社医院

13.**处方**：鲜何首乌叶1两（干的2两），冰糖1两。

用法：用水1碗，将何首乌叶煎浓汤，入冰糖和匀。在疟疾发作前1—2小时顿服。

来源：淮阴县三树公社树南大队

十一、痢　疾

1.**处方**：马齿苋2—3两

用法：水煎服。

来源：清江市人民医院中医科

2.处方：鲜马齿苋5—6钱（干的用8钱），白头翁3钱。

用法：煎水顿服，每日一次，连服三天。

来源：淮安县

3.处方：白头翁6钱，白茅根1两。

用法：煎汤内服，每日一剂。

来源：宿迁县宿城卫生院

4.处方：红白茶豆花20朵，白头翁8钱，生山查核5钱，红白糖各5钱。

用法：煎汤调糖服，每天一剂，分三次服。

来源：宿迁县宿城镇卫生院

5.处方：金银花

用法：焙干研末。日服三次，每次2—3钱。饭前用开水冲服，连服三—四天。

来源：淮阴县高堰公社九堡大队

31

1949

新 中 国
地 方 中 草 药
文 献 研 究
(1949—1979年)

1979

6. 处方：陈辣萝卜缨1两。

用法：煎汤一碗加糖适量，一日两次分服。

来源：淮阴县张集公社

7. 处方：炒槐米，侧柏叶炭，等分。

用法：研成细末，每次三钱，米汤调服。

说明：此方适用于赤痢。

来源：泗洪县

8. 处方：旱莲草（臭脚丫草）2两

用法：水煎顿服，一日二次，连服三—五天。

来源：淮阴县高堰公社九堡大队

9. 处方：茶豆花1两，食糖少许。

用法：加水煎汤后，去渣入糖内服，每日一剂。

说明：茶豆花，赤痢用红色者，白痢用白色者。

32

来源：淮阴县古寨公社陆冲大队

10.**处方**：铁苋（海蚌含珠，鸭蛋棵子，棉花棵子）一两，红辣蓼5钱。

用法：水煎内服，每日一剂。连服三—四天。

说明：如无红辣蓼可用马齿苋代替。

来源：淮阴县高堰公社九堡大队

11.**处方**：菱壳20只。

用法：水煎半小碗，顿服。每日二次，连服二天。

来源：淮阴县高堰公社九堡大队

12.**处方**：包谷灰勃（又名鬼稽头）1块

用法：水煎，加红糖服，每日二次。

来源：淮安县

13.**处方**：大蒜头5钱，雄黄5分。

用法：将上药捣烂做丸，如绿豆大，每次服十二粒，一日三次。

33

1949

新 中 国
地 方 中 草 药
文 献 研 究
(1949—1979年)

1979

　　来源：洪泽县黄集医院

14.**处方**：陈石榴皮1个。

　　用法：焙后研粉。每服二钱，米汤送下。

　　来源：淮阴县新渡公社新渡大队

15.**处方**：茄根，石榴皮，各等分。

　　用法：共研细末，红痢加红糖，白痢加白糖。红白痢加红糖、白糖调服。

　　来源：宿迁县麻疯病院

16.**处方**：地榆炭5钱，乌梅炭4钱。

　　用法：煎汤内服，连服三剂。

　　来源：泗洪县界集大队保健室

17.**处方**：腊肉骨头1斤。

　　用法：烧灰存性，每服1—2钱，一日二次。

　　说明：以上四方（14—17方）用于久痢。

　　来源：淮安县

34

十二、阿米巴痢疾

1.处方： 紫皮大蒜

用法： 水煮或放火中煨熟，内服。每日三次。每次1—2头，连服5—10天。

来源： 宿迁县皂河医院

2.处方： 香椿树根皮

用法： 晒干研末。每服3钱、每日一次。

说明： 如服后发生呕吐，无妨碍。

来源： 淮阴县高堰公社九堡大队

3.处方： 鸦胆子仁（打碎） 10—15颗（一次量）

用法： 将药装在胶囊内，日服三次。饭后服。连服7—10天。亦可用桂园或枣肉包吞。

来源： 淮阴县高堰公社九堡大队

35

1949

新　中　国
地方中草药
文　献　研　究
(1949—1979年)

1979

十三、泄　泻

1.处方：车前草（全草）2两。

　　用法：水煎．顿服。

　　说明：车前草土名猪耳楳

　　来源：沭阳县东风公社林庄大队

2.处方：粘高粱1两，车前子1两。

　　用法：粘高粱炒成花子，再同车前子加水煎汤。顿服。

　　来源：沭阳县钱集公社

3.处方：紫皮大蒜1—2个，红糖1—2钱。

　　用法：将蒜剥去外皮，加红糖共捣碎后，再加清水半小杯，放火上煮沸，乘温服下．一日一—三次。

　　来源：灌云县人民医院

4.处方：胡椒适量。

　　用法：研末，放患者肚脐眼内，以满

为度，外用小膏药或胶布贴上，隔日换一次

说明：此方不论成人小儿皆能用。

来源：沭阳县东风公社林庄大队

5.处方：腊肉骨炭，山查炭。

用法：共研细末．每服1钱，日服2—3次，开水送下．

来源：宿迁县人民医院

6.处方：茯苓1两，炒山药1两．煨肉豆蔻5钱。

用法：共研细末，每服2钱．日服三次。

来源：淮阴县张集公社医院

7.处方：干石榴

用法：研细末，成人每服3钱，儿童酌减，米汤送下。

来源：泗洪县、清江市人民医院中医科、沭阳县东风公社林庄大队

37

1949

新中国
地方中草药
文献研究
(1949—1979年)

1979

8.**处方**：灶心土1—2斤，老生姜5钱。

用法：熬水泸去渣，加红糖 1 两冲服。

来源：灌云县小伊公社医院

注：以上6—8方皆适用于慢性泄泻。

十四、消化不良

1.**处方**：萝卜种根2个、红糖1两。

用法：萝卜种根加水煎汤后，去渣取汤．入糖以服．

说明：亦可用萝卜子3—5钱，煎水内服。

来源：淮阴县新渡公社三树卫生室

2.**处方**：荸荠皮

用法：焙焦研末，每服一钱，一日2—3次。开水冲服。

来源：淮阴县高堰公社九堡大队

3.**处方**：鸡内金（鸡肫皮）

38

用法：炒焦为末，每服 2 钱，一天三次，饭后服。

来源：淮阴县高堰公社九堡大队

4.**处方**：青皮、焦六曲、炒积实、焦山查，各等分。

用法：共研细末，每次 2 钱、日服三次。

来源：淮阴县张集公社医院

十五、胆囊炎　胆结石

1.**处方**：郁金 3 钱、乌枚 5 钱、明矾 2 钱、朴硝 2 钱。

用法：将郁金、乌枚煎汤、再将明矾、朴硝和入。一日一剂，两次分服。

来源：淮阴县五里公社医院

2.**处方**：金钱草 8 钱、鱼脑石 4 钱、冬葵子 4 钱、木通 1 钱 5 分、石苇 3 钱、车前子 4 钱（布包）、赤苓 3 钱、滑石 5 钱、

39

1949

新 中 国
地 方 中 草 药
文 献 研 究
(1949—1979年)

1979

牡蛎 3钱、甘草梢1钱5分、萹草 5钱、琥珀粉 1钱（冲服）。加水煎汤内服。

说明：有热象者加生地、 山枝 、 黄芩；体虚者加山药、黄芪。

来源：灌云县人民医院

注：以上二方适用于胆结石。

3.处方：明矾 1两、郁金 2两、鱼脑石 1两、芸硝 1两。

用法：共研细末。一日三次．每次 1钱，开水送下。

来源：洪泽县芸集公社胜利大队

十六、 黄疸（肝炎）

1.处方：茵陈 4两，大枣 4两。

用法：煎汤，二次分服．每日一剂。

来源：淮阴县．灌云县

2.处方：茵陈 1两、炒麦芽 5钱、车前子 5钱。

40

用法：加水煎服。

来源：灌云县人民医院

3.**处方**：小麦青2－3两。

用法：煎水饮服，直至黄疸消退。

来源：清江市人民医院中医科，宿迁县蔡集医院

4.**处方**：头发半斤焙焦、大黄3钱。

用法：共研细未、制成丸剂、如梧桐子大，每服2－3丸，一日二次，连服7－10天。

来源：淮阴县高堰公社前进大队

5.**处方**：稀头胡2两、茵陈4两。

用法：水煎服。

来源：沭阳县钱集公社。

6.**处方**：稀头胡约2斤，白糖1斤。

用法：水适量，煎数沸后，尽量饮之，一日四至五次。

说明：稀头胡（鲜的更好）。

11

1949

新 中 国
地 方 中 草 药
文 献 研 究
(1949—1979年)

1979

来源：淮南县新安公社

7. 处方：明矾0.1克，糯稻草1两。

用法：煎汤，一日二次分服。十五天为一疗程。休息三天后再酌用。

来源：淮阴县高埝公社九堡大队

十七、水　　肿

1. 处方：陈胡芦2两—3两。

用法：煎水，或1两炒黄研末加适量白糖服。

来源：清江市人民医院中医科

2. 处方：稗头胡子（又名玉米胡）2两—3两。

用法：水煎服。

来源：清江市人民医院中医科

3. 处方：陈麦楷2两—3两。

用法：水煎服。

来源：清江市人民医院中医科

4.**处方**：商陆1两，瘦猪肉4两。

用法：共煮汤，不加盐，吃肉喝汤。

来源：宿迁县井头公社医院

5.**处方**：乌鱼1条（约1斤），黑豆4两。

用法：放锅内煮熟，食之，连食三次。

来源：泗洪县界集大队保健室

6.**处方**：乌鱼1条（约1斤重），皮硝半斤。

用法：将皮硝从鱼口中装入鱼腹，另用粗纸摊满黄泥，将鱼裹好。放文火内烧熟，去泥纸，吃鱼肉，连吃3条。

来源：泗洪县界集大队保健室

7.**处方**：冬瓜子1两，白茅根1两，玉米须5钱，赤小豆2两。

用法：煎服，一日一剂。

43

1949

新 中 国
地方中草药
文 献 研 究
(1949—1979年)

1979

来源：灌云县板浦医院

8.处方：车前草1两，浮萍5钱，生姜皮1钱。

用法：水煎4两分二次服，每日一剂。

来源：淮阴县高堰公社九堡大队

9.处方：铁片草1把。

用法：加红糖适量，水煎内服。

来源：淮阴县高堰公社九堡大队。

10.处方：土菖蒲1斤，桑树枝1斤。

用法：加水煎汤，洗浴。

来源：淮阴县新渡公社

以上8—10方适用于急性肾炎。

十八，臌　　胀

1.处方：活癞蛤蟆1只，砂仁粉5钱。

用法：1、将蛤蟆剖开，去肠杂，装入砂仁粉扎好，放瓦上用木柴火焙透，研为

44

细末，四次分服，一日二次，黄酒冲服。

2.将砂仁粉塞入蛤蟆口内，加水3碗，煎成1碗，每日一次，连服三—七天。

来源：泗洪县管镇公社，清江市郊区公社繁荣大队

2.处方：向日葵花（不用朵边上的花）2两，皮硝4两。

用法：混合捣烂，装布袋内，摊匀缠包患处。每日一次。

按：本方所用的向日葵花，是向日葵朵面上的筒状花。

来源：洪泽县黄集公社

3.处方：西瓜1个，砂仁4两，大蒜头12两。

用法：将西瓜切去顶盖，挖尽瓜瓤，加入砂仁，大蒜，再将顶盖好，黄泥包好，用稻糠火锻干研末，每日早晚各服1钱。

45

1949

新 中 国
地 方 中 草 药
文 献 研 究
(1949—1979年)

1979

来源：洪泽县黄集公社

4.处方：公鸡跳草1—2两，红糖适用。

用法：一次煎水服，每日一次，连服二—三天。

来源：泗洪县人民医院

5.处方：猫眼草（即泽漆）7棵，鸡蛋7个，黄酒半斤。

用法：将鸡蛋煮熟去壳，再将猫眼草切断约1寸长，分插于鸡蛋上，放入砂锅内，倒入酒煮，至酒干为度，任意食。七只鸡蛋为一付。如未见效，十天后再服第二付。

来源：淮安县

6.处方：老鼓皮一片，甘遂4钱，红糖1两。

用法：甘遂碾细末，鼓皮放瓦上焙焦研细末与红糖放碗内，隔水蒸，以糖蒸化

46

为度、加适量面粉为丸、用生姜茶代下。服后二—三小时即腹泻。体弱患者，可先服一半，泻后再服一半。

来源：洪泽县岔河公社马棚十队

7.处方：鲤鱼2斤，大蒜1斤。

用法：共煮熟，一日三次分服。

来源：沭阳县章集公社

8.处方：凤仙花种8分—1钱5分。白鸽子1只（剖腹去肠杂洗净）

用法·将花种塞入鸽子腹腔，捆好，放锅内煮熟去骨，连汤吃尽。

来源·沭阳新风公社。

十九，呕　　吐

1.处方：鲜生姜汁，鲜紫苏汁各1酒杯

用法：温开水一次冲服。

来源：淮阴高堰公社九堡大队

47

1949

新 中 国
地方中草药
文 献 研 究
(1949—1979年)

1979

2.处方：鲜芦根1--2尺。

用法：去须、节，洗净切碎煎服。

说明：此方用于热性呕吐。

来源：淮阴县高堰公社九堡大队

3.处方：灶心土2两。

用法：水煎澄清后，服下。

说明：1.如灶心土难找，可用破泥罐子或泥盆代用。2.此方对妊娠呕吐亦效。

来源：清江市人民医院中医科

二十、呃　逆

1.处方：柿蒂3钱、煨生姜2钱。

用法：水煎顿服，每日一次，连服三日。

来源：沭阳东风公社林庄大队

2.处方：刀豆壳2个

用法：切碎水煎顿服。

来源：沭阳新风公社

48

二十一、食道癌

处方：青梢蛇1条，玉米1碗，鹅1只。

用法：将鹅先饿1—2天，然后将蛇切碎同玉米煮烂喂鹅，隔日用竹刀杀鹅出血，将鹅肉放砂锅内（忌金属器）加水煮烂，一次或分数次食。

来源：宿迁县仰化公社前进大队

二十二、蛔虫

1.处方：苦楝树根皮4两

用法：加水煎汤，内服。加糖调服亦可。

按：苦楝根皮本专区到处皆有。据文献记载和各地实践经验证明，对蛔虫确有显著效果。淮阴等县群众，已普遍应用。

49

1949

新　中　国
地方中草药
文　献　研　究
(1949—1979年)

1979

来源：淮阴县新渡公社

2.**处方**：石榴根皮5钱—1两。

用法：水煎内服。每日一次，连服三天。

来源：清江市人民医院中医科

3.**处方**：大葱8钱—1两，菜籽油一小酒杯。

用法：捣烂取汁与菜籽油调和、内服。或用5两—6两切碎，稍加盐炒热，饭前时服。

来源：清江市人民医院中医科、淮阴县新渡公社三杨卫生室、灌云县白蚬公社医院

4.**处方**：芝麻杆1两。

用法：水煎成一小碗，加糖少许，次饭前服下（必须煎浓汁方有效）。

来源：淮阴县高堰公社民主大队

5.**处方**：扁蓄5钱，醋3两。

50

用法：加水煎内服。

来源：泗阳

6.处方：马齿苋2两，醋2两。

用法：将马齿苋加水煎汤半碗后，入醋内服。每日一剂，连服三次。

来源：淮阴县新渡公社佟洼大队

二十三、胆道蛔虫

1.处方：乌梅2两，槟榔5钱.甘草2钱。

用法：用水一碗，煮至半碗，一日四次分服。

来源：涟水县红星人民医院

2.处方：乌梅3个，花椒14粒。

用法：水煎一次服。

来源：沭阳东风公社林庄大队

51

1949

新 中 国
地 方 中 草 药
文 献 研 究
(1949—1979年)

1979

二十四、钩 虫

1.处方：榧子肉1两，红藤1两，槟榔1两，贯仲5钱。

用法：水煎浓液，分四次服，早晚饭前温服各一次。每服时用大蒜三瓣，随药生吃。

来源：灌云县

2.处方：生铁落1两，榧子肉5枚。

用法：水煎服，每日一剂。

来源：清江市人民医院中医科

3.处方：蚕豆1斤，皂矾2两。

用法：将蚕豆炒熟（黄豆亦可）、皂矾化水洒豆上再炒，分次随意吃。

来源：淮安县

4.处方：生姜2两，红糖2两，皂矾2两，麦面2两。

用法：将生姜切碎和其他药放在罐内

52

煮，用大棒捣粘搓丸如豌豆大，每服 8 —
10粒。

说明：一般要服两付。

来源：淮安县

5.**处方**：菠菜种 1 斤（炒研末）、铁片
草 4 两（晒干研末）。

用法：以上两种药末，用猪肝汤、面
粉适另调和，做丸如弹子大。每顿服1粒，
日服三次。

来源：淮阴县高堰公社九堡大队

注：以上四方（2 — 4）适用于钩
虫引起的贫血。

二十五、血丝虫

1.**处方**：核桃树叶10片、鸡蛋 1 个。

用法：共同用水煎煮后，去叶和蛋
壳，在蛋上刺小孔数个，再入汤煮之。连
汤服下。

53

1949
新 中 国
地 方 中 草 药
文 献 研 究
(1949—1979年)
1979

说明：本方适用于丝虫病 发 作 时 服用。

来源：淮阴县新渡公社沙荡卫生室

2.**处方**：鲜法国梧桐根皮 1 两，红小豆 2两。

用法：共煎汤内服。每日一次。

说明：本方适用于象皮腿。

来源：泗阳县中医座谈会

二十六、蛲 虫

1.**处方**：鸦胆子（捣碎）？两。

用法：煎浓汁，用纱布滤去渣，冲洗会阴及肛门等处，一日两次。

说明：治疗期间，要勤换内衣。

来源：清江市城北公社医院

2.**处方**：苦栋根皮适量

用法：晒干碾细末，炼蜜调和，搓如小指粗，长二寸，硬后插入肛门内。

54

来源：灌云县医院

3.处方：鲜猪肝

用法：切成手指粗条状，约二寸长，煮半熟，发硬即可，晚睡时塞肛中。

说明：早晨取出。

来源：泗阳县医院

4.处方：韭菜

用法：捣烂绞汁煮热。临睡前用汁蒸洗或滴入肛门中。

来源：淮阴县高埝公社九堡大队

5.处方：大蒜一瓣。

用法：捣蒜如泥，加入菜籽油少许。临睡前涂肛门周围。

来源：淮阴县高埝公社九堡大队

6.处方：马齿苋二两。

用法：加水煎成一碗、入醋适量，饭前一次服下。

来源：淮阴县高埝公社九堡大队

55

1949

新 中 国
地 方 中 草 药
文 献 研 究
(1949—1979年)

1979

7.处方：槟榔五钱，石榴皮三钱。

　　用法：煎水,早晨饭前服。连服三天。

　　来源：泗洪县

二十七、绦　虫

　　处方：酸石榴根皮二两、榔槟一两。

　　用法．水煎，分两次，早上饭前服。

　　来源：泗洪县医院

二十八、便秘

1.处方：大柴根2—3两。

　　用法：煎汤内服，每日一剂，连服2
—3日。

　　来源：清江市郊区公社东风大队

2.处方：猪胆1个

　　用法：取胆汁，用热酒冲服。

　　来源：沭阳吴集医院

3.处方：黑白丑（牵牛子）各等分

56

用法：炒熟研细末，加蜜少许，再以面糊调和为丸。每丸重 2 钱 。 每服1—2丸，日服三次。

来源：淮阴县高堰公社九堡大队

4.**处方**：风化硝1两，蜂蜜2两。

用法：开水冲服或煎服。如服后两三小时不解，可加倍其分量再服一次。

来源：清江市人民医院中医科

5.**处方**：蜂蜜1两、麻油1酒杯、鸡蛋清一个。

用法：用开水冲服，一日二次。

来源：沭阳县

二十九、脱肛

1.**处方**：五倍子 3 钱，白矾 1 钱。

用法：水煎一碗洗肛门。

来源：沭阳县吴集医院。

2.**处方**：鳖头1个，五倍子焙 黄 1 钱 。

57

1949

新 中 国
地方中草药
文 献 研 究
(1949—1979年)

1979

用法： 鳖头用黄泥封固煅至焦黄，去泥，与五倍子共研细末，用麻油调敷患处。

来源： 宿迁县来龙医院

3.**处方：** 煅龙骨5分，赤石脂5分，枯矾少许。

用法： 共研细末，麻油调敷肛门。

说明： 无麻油，其它植物油亦可用。

来源： 沭阳桑墟医院

4.**处方：** 大蜘蛛3个

用法： 焙研细末，放纸上对准脱肛用手轻轻送上，轻者一次，重者数次。

来源： 沭阳东风公社林庄大队

5.**处方：** 蜗牛7个，生铁一块。

用法： 将蜗牛放瓦上焙干，研为细末，再将生铁煎水，洗脱肛周围，然后敷蜗牛粉。

来源： 灌云县伊芦医院

58

三十、小便不通

1.处方： 葎草（勒草、拉拉藤）1两，萹蓄6钱。

用法： 加水煎服。

来源： 灌云县人民医院

2.处方： 野小喇叭瓜藤2两，麦稭节子一两。

用法： 煎水，成人一次服，小儿减半。

来源： 泗洪县界集公社李塘大队

3.处方： 葱2斤。

用法： 捣烂炒热，揉小腹部。

来源： 清江市人民医院中医科

4.处方： 韭菜花（或根）适量

用法： 捣汁开水冲服。

来源： 沭阳县东风公社林庄大队

5.处方： 蟋蟀8—10只

59

1949

新 中 国
地方中草药
文 献 研 究
(1949—1979年)

1979

用法：水煎服。

来源：清江市人民医院中医科

6.处方：蝼蛄（土狗）7—8只

用法：瓦上焙干研末，用麻油调匀，分两次服。

来源：淮阴县高堰公社九堡大队

三十一、尿道结石

1.处方：金钱草1两

用法：煎汤当茶喝。

来源：清江市城北公社医院

三十二、白浊（乳糜尿）

1.处方：花生米皮5钱

用法：煎水，一日三次分服，连服十天。

来源：清江市郊区公社团结大队

2.处方：陈葵楷瓢1两，白糖适量。

60

　　用法：水煎汤，每日早晨饭前内服。
每日一剂，连服五天。

　　来源：清江市郊区公社东风大队

　3.**处方**：竹根1两，白糖适量。

　　用法：煎汤内服。每日一剂，饭前
服。连服5—7天。

　　来源：清江市郊区公社东风大队

　4.**处方**：　糯稻根1两，生山药5钱
（杵）。

　　用法：煎汤，当茶喝。

　　说明：单用糯稻根煎汤服亦可。

　　来源：清江市城北医院

　5.**处方**：铁片菜2两—4两。

　　用法：加水一碗半，煎汤内服，每日
一剂。

　　来源：淮阴专区人民医院

　6.**处方**：麦秸灰2两。

　　用法：加水煮沸，沉淀后，用上面清

61

1949

新 中 国
地 方 中 草 药
文 献 研 究
(1949—1979年)

1979

入冲白糖。一日二次分服，连服七天。

来源：宿迁蔡集公社，杨集医院

7.处方：翻白草根（或全草）

用法：煎水当茶喝。

来源：宿迁县陆集公社

三十三、消渴（糖尿病）

1.处方：猪胰子一个，苡仁1两。

用法：加水煮熟后，连汤带药服。每日一剂，连服十天。

来源：灌云县人民医院

2.处方：水葱1两

用法：煎汤内服。每日三剂，连服十五天。

来源：清江市郊区公社团结大队

三十四、关节炎（痹症）

1.处方：紫金龙根（即虎杖）4两、白

62

酒 1 斤。

　　用法：将药浸入酒中三天。每次随酒量饮之。一日二次。

　　来源：淮安县、泗阳县

　2.**处方**：野蔷薇花根 5 钱、鸡蛋 2 个。

　　用法：加水同煮，吃蛋喝汤。

　　来源：沭阳县新集公社

　3.**处方**：追风草（野艾） 1 两

　　用法：用酒 1 斤，将药浸泡十天，每日服 1—2 酒杯。

　　来源：淮阴县高堆公社九堡大队

　4.**处方**：追地风 4 两、白酒半斤。

　　用法：放在一起浸泡七天后，内服其酒。每服 2 杯，一日二次。

　　来源：淮阴县新渡公社

　5.**处方**：冬青树叶 4 两，白酒半斤。

　　用法：放在一起浸泡一星期后，内服其酒，每服 1—2 杯，一日二次。

63

1949

新 中 国
地 方 中 草 药
文 献 研 究
(1949—1979年)

1979

来源：淮阴县新渡公社

6.处方：铁菱角4两

用法：用酒1斤将药浸入。每晚服一盅。

来源：淮阴县高堄公社九堡大队

7.处方：干向日葵花2两、高粱酒1斤。

用法：将葵花放酒内浸泡七天，早晚各服一小酒盅。

来源：泗洪县累集公社高圩大队保健室

8.处方：蚕沙（蚕屎）1斤。

用法：炒热后，布包揉患处。

来源：淮安县席桥公社

9.处方：威灵仙1两，川牛夕5钱。

用法：煎水2碗，分6次温服，一日二次。再将药渣煎洗患处。

说明：此方适用于膝关节炎。

64

来源：淮安县。

10.**处方**：鲜生姜1斤，芥菜种子 1 两。

用法：将芥子研末和生姜捣成糊状，敷于患部。

说明：敷后局部起泡，但无妨碍。

来源：灌南县大埝公社

11.**处方**：白芥子2两、大葱2两、侧柏叶2两。

用法：先将芥子研末，共捣如泥，敷患处。

说明：此方敷上2小时后、即发痒发火，甚则不可忍。有此反应者，效果较好。对关节积水更为适宜。

来源：泗洪县人民医院

12.**处方**：凤仙花楷五棵

用法：酒浸七天。每服一酒杯，一日二次。

来源：洪泽县黄集公社。

65

1949

新 中 国
地 方 中 草 药
文 献 研 究
(1949—1979年)

1979

卅五、癫　痫

1.处方：蛇须草

　　用法：晒干研末，用新制烟带当烟吸。

　　说明：于未发时吸，可以引起癫痫发作，待苏醒后，继续吸用，直至下次应发时期而未发作，即止。

　　来源：沭阳县东凤公社林庄大队

2.处方：蝙蝠1只、鸭蛋1只。

　　用法：将蝙蝠装在鸭蛋内煮熟食之，每天一次，连服七天为一疗程。

　　来源：泗阳县人民武装部

3.处方：鲜黄瓜藤2斤

　　用法：用河水煎，熬成2斤，每服4两，一日三次，长期服用。

　　来源：灌云县小伊公社医院

66

卅六、出血性紫癜

1. 处方： 黑猫肉

用法： 不加油盐煨熟，随意食之。重病可服 2 至 3 只。

说明： 本方对胃病（胃溃疡及十二指肠溃疡）亦有疗效。

来源： 淮阴县新渡公社新桥大队卫生室

卅七、葡萄疫

1. 处方： 紫端端 1 两。

用法： 水一碗，熬成半碗，顿服。

说明： 本病全身出现紫斑、鼻孔、齿缝俱出血。

来源： 沭阳钱集公社。

67

1949

新 中 国
地 方 中 草 药
文 献 研 究
(1949—1979年)

1979

外 科

一、痈 肿

1.处方：鲜紫花地丁（全草） 3—5棵。

用法：捣烂外敷患处。每日一次，连用二—三天

按：痈肿初起时，用此药外敷的同时，亦可用以煎汤内服。干的每次五钱——一两。鲜的五——十棵。日服两次。

来源：淮安县

2.处方：乌端端草（老鸦眼睛草）

用法：捣汁，外涂患处。

来源：灌云县白蚬公社医院

3.处方：野菊花和叶1两—2两。

用法：捣烂取汁，开水冲服。并可用

适量捣烂成糊，和入明矾粉少许，外敷患处。

来源：清江市人民医院中医科

4.处方：萝卜

用法：捣烂外敷，每日换药一次。

来源：清江市郊区公社凡荣大队

5.处方：野蔷薇2两，糯米饭适量。

用法：捣烂外敷，隔日一换。

来源：清江市郊区公社东风大队

6.处方：鲜马齿苋1把

用法：上药捣烂，用酒水各半煎服，或捣如泥状，敷于患处。

说明：本方疮疖也能应用。

来源：宿迁县耿车医院

7.处方：冬青树叶4两，冰糖五钱。

用法：水煎服，每日三次，每次一付。

说明：本方对肺脓疡也能应用。

69

1949

新 中 国
地 方 中 草 药
文 献 研 究
(1949—1979年)

1979

来源：洪泽黄集公社

8.处方：生半夏、醋、小粉。

用法：生半夏捣碎，加醋，小粉调和，外敷患处。

说明：本方不能内服。阴疽亦可使用。

来源：清江市郊区公社南港大队

9.处方：蚂蜂窝、鸡蛋。

用法：蚂蜂窝焙干研末三钱，冲入鸡蛋两个内服。每日一次，连服三天。

来源：清江市郊区公社凡荣大队

10.处方：仙人掌1叶、鸡蛋1只。

用法：共捣成糊状，外敷患处。

说明：本方适用于痈肿初起时。

来源：淮安县

11.处方：皂角刺1两、大米1把。

用法：共煮粥后，去皂角刺，吃粥。每日一剂。

70

来源：淮阴县五里公社树东卫生室

12. 处方：鲜腊条根皮2两，鸡蛋2个。

用法：以上两味煮熟，吃蛋喝汤。

来源：淮阴县新渡公社佟洼大队

13. 处方：蛇皮2钱、鸡蛋1只。

用法：将蛇皮研末，加入鸡蛋煮熟同服。每日一——二次。

来源：清江市郊区公社东风大队

14. 处方：活癞蛤蟆3只，鸡蛋3只。

用法：同放锅内，把鸡蛋煮熟后去壳，刺成小孔，放汤内再煮一次后，吃鸡蛋。成人一次吃完，小儿减半。连吃三天。

来源：泗洪县界集公社曹圩大队保健室

15. 处方：鲜蒲公英、鲜葱白、蜂蜜各等分。

用法：共捣成糊状，外敷患处。

71

1949

新 中 国
地 方 中 草 药
文 献 研 究
(1949—1979年)

1979

说明：亦可用鲜蒲公英四两，捣烂取汁，黄酒少许和匀，分二次服。

来源：淮安县、淮阴县

16.处方：头发鸡蛋大1团、生蛇皮5寸、榆树皮1两、朱砂2钱、白蜡2钱、飞面1两。

用法：将头发、蛇皮、榆树皮分开炒黄，同朱砂共研细末后，再将白蜡用开水炖化，入飞面与药末、乘热为丸，如黄豆大，桃丹为衣。每服三十一丸，小儿酌减，姜汤送下，每晚一次。

说明：本方阴疽亦可使用。

来源：沭阳县东风公社林庄大队

17.处方：鲜蟾蜍皮1只

用法：初起时敷贴患处。

来源：淮安县

18.处方：金不换叶4－－5钱

用法：煮水半茶杯，温服。一日一

72

次，连服三天。

来源：淮安县

19.**处方**：水菖蒲根 2 两，黄酒半斤。

用法：将菖蒲根放在黄酒内浸泡十二小时后，按酒量大小内服，每日二次。

来源：清江市郊区公社繁荣大队

20.**处方**：蒲公英 6 钱、全瓜蒌 1 个、炒枳壳 4 钱。

用法：煮水服。

来源：清江市城北公社医院

21.**处方**：生半夏、鲜生姜适量。

用法：捣烂，用纱布包塞鼻孔。痛在左塞右、痛在右塞左。

说明：本方适用于初起没有破的时候。

来源：淮安县

22.**处方**：蒲公英 1—2 两、忍冬藤 2 两。

73

1949

新 中 国
地 方 中 草 药
文 献 研 究
(1949—1979年)

1979

用法：水煎，饭前顿服。每天两剂。连服 2 — 3 天。

说明：服药同时，可用鲜蒲公英捣烂外敷患处，每日换二次。

来源：淮阴县高堰公社

23.**处方**：芫花根皮

用法：将芫花根皮捣烂，外包一层药棉塞鼻。

来源：灌云县木圩医院

24.**处方**：紫花地丁 8 钱、生地 5 钱、金银花 1 两、当归 5 钱、生甘草 1 钱。

用法：加水煎汤。取汤冲入黄酒三小盅内服。

按：本方对外科阳性痈肿、疮疖，皆能应用。

来源：淮阴县

注：以上八方，（１７—２４）治疗乳痈。

74

25.处方： 野马追 2—3 钱

用法： 煎汤内服，一日三次。

说明： 此药对痈肿疮疖，有一定疗效，当地群众经常使用。

来源： 泗洪县重岗山。

二、阴疽（深部脓肿）

1.处方： 水牛角末 2 钱、鸡蛋一个。

用法： 将水牛角末和鸡蛋，油煎服。

来源： 淮阴县高堰公社高堰大队

2.处方： 马前子

用法： 用豆油或花生油放锅内烧开后，将马前子入油中炸至浮起为度，取出刮去外面的毛衣，研成细粉，以米糊为丸，如桐子大。每服五—十粒。

说明： 本方名叫方八丸（又名毛豆丸、马前子丸）。对一切阳性肿毒，疗效显著。用时必须注意分量，过量则能发生

75

1949

新 中 国
地方中草药
文 献 研 究
(1949—1979年)

1979

惊抽现象；但也要达到接近出现这种微象的程度，才能效速。如出现惊抽，即时饮温米汤则解除。

来源：灌南县民间

3.处方：黄牛牙

用法：放瓦上焙脆，研成细粉。每服3－5分，用酒或开水冲服。

来源：灌云县白蚬公社医院。

4.处方：芫花2两，大枣肉2两。

用法：将芫花炒后研粉，用大枣肉同捣成糊做丸，每丸一钱重。成人每服3丸。

说明：服药后，如有腹泻，喝米粥汤一碗即止。忌吃肉。

来源：淮阴县高堰公社

5.处方：芫花、白芷各等分。

用法：上药研末，以枣肉为丸，如白果大。每服1－2丸，每日一次。

76

说明：服后有腹泻者效好。

来源：淮阴县高堰公社前进大队

6.处方：桃树枝、叶10斤，柳树枝、叶10斤。

用法：共放大锅内，加水二十斤，煎熬后滤去渣，继续熬至成膏。用时摊布上贴于患处。

来源：泗洪县龙集公社龙西大队

7.处方：野檀树根

用法：水煎当茶喝

来源：清江市郊区公社东风大队

三、湿痰流注（多发性脓肿）

1.处方：小牛衣1具。

用法：焙黄研粉，每服4钱，开水加白酒少许送下。

说明：本方亦可用麻油调敷发背溃破处。

77

1949

新 中 国
地 方 中 草 药
文 献 研 究
(1949—1979年)

1979

来源：灌云县四队医院

2.**处方**：川椒3钱，连翘3钱，木香3钱、甘草1钱、万年青3钱。

用法：水煎内服，每日一剂。

说明：此方须连服十余剂，才能取效。

来源：沭阳县十字公社医院

3.**处方**：芫花2钱（醋炒），百草霜适量，红枣10粒。

用法：芫花、百草霜研成末，红枣煮熟去核共为丸。一日内二次分服。

说明：轻症服一日，重症服二日。

来源：灌南县新集公社

四、疔　　毒

1.**处方**：挑刺法

用法：在脊背上找红点子，用针挑刺，然后再针"合谷穴"。

78

来源：洪泽县仁和公社

2.处方：紫花地丁 2 两

用法：将地丁放醋内浸一宿后捣烂，用小麦面调匀，外敷患处。

说明：此药亦可单用作煎剂内服。

来源：淮阴县新渡公社新桥卫生室

3.处方：蚯蚓（韭菜地里的好）、红糖各适量。

用法：将蚯蚓拌红糖捣烂,外涂患处。

来源：泗洪县

4.处方：将军草（又名三角草、瞌睡草）、铁锈、大麦面。

用法：先将铁锈水磨好，加洗净的将军草捣烂，用大麦面调匀，取黄豆大一块，敷内关穴上五分处，用布包好。如过2－3 天未愈，可再敷一次。

来源：淮安县复兴公社裴联大队

5.处方：鲜半边莲 3 份，生半夏 1 份。

79

1949

新　中　国
地方中草药
文　献　研究
(1949—1979年)

1979

用法：切碎捣烂、加红糖或蜂蜜适量，调成糊状，外敷患处，一日2—3次。

来源：泗洪县

6.**处方**：苍耳子梗中虫，麻油少许。

用法：将虫放麻油内浸后，外敷患处。

来源：淮阴县新渡公社三杨卫生室，沭阳县高苴公社

7.**处方**：杉木炭（研细末），桐油。

用法：调成糊状，敷患处，每日换一次。共3—4次。

来源：灌南县六塘公社

8.**处方**：蒲公英根，野菊花叶，雄黄，明矾。

用法：共捣成糊状，外敷患处。

说明：单用野菊花煎服或捣烂外敷亦可。

来源：灌南县花园公社孙庄大队

9.**处方**：银花2两，蒲公英8钱，天葵

80

子3 钱，甘草2 钱。

用法：水煎服，一日一剂。

来源：淮阴县高堰公社窑厂

10.处方：耳内耵聍（耳屎），秋茼花蕾，明矾，五倍子各等分。

用法：将上药用纸包紧，外以黄泥包固，放火上烧透，冷却后去泥纸，将药研成细粉，加冰片少许研匀，收入磁瓶内密封瓶口。用时取药末少许撒患处，（未溃者用针刺破）外以小膏药贴盖。（敷后易流水）。每日敷2—3次。

11.处方：鲜紫花地丁1 两，蒲公英1 两，黑火石1 两，生山药适量。

用法：共捣成糊状，敷于患处。

来源：灌南县

12.处方：花椒，艾叶，嫩槐枝，葱，食盐。

用法：共煎水，外洗患处。

81

1949
新 中 国
地 方 中 草 药
文 献 研 究
(1949—1979年)
1979

说明：本方适用于破溃疼痛者。

来源：沭阳县青伊湖公社

13.处方：五倍子1个，小茴花3朵，耳屎豆粒大，蟾蜍肝1个。

用法：五倍子削去头，将耳屎、茴花放在里面，焙焦研粉，敷于患处，外用蟾蜍肝贴在上面。

来源：灌南县

14.处方：蜈蚣1条，雄黄1钱，蜂房1钱，猪胆1个。

用法：蜈蚣、雄黄、蜂房，三药研细末，纳入猪胆内，将患指插入。每日一次。

来源：灌南县大圈公社宋集诊所

15.处方：雄黄1钱，大黄1钱，巴豆霜5分。

用法：共研成粉，用飞面同醋熬糊为丸，如桐子大，每服2粒。一日二次，服

82

至腹泻为度。

说明：如果服后大便泻下不止，即喝冷米汤则止。

来源：淮安县淮阴县古塞大队

16. 处方：榆根白皮1 两（焙干研末）、白矾2 钱，盐卤1 酒杯。

用法：上药稍加温开水调匀成膏，外敷患处。

说明：本方适用于疔疮初起。

来源：宿迁县仰化公社红卫大队诊所

17. 处方：紫地丁1 两、金银花1 两蒲公英3 钱，野菊花3 钱、生甘草1 钱，明矾8 分。

用法：加水煎汤，内服。

按：本方有清热解毒作用，对外科的疮疖痈肿皆能用。

来源：淮阴县新渡公社新桥大队

83

1949
新 中 国
地 方 中 草 药
文 献 研 究
(1949—1979年)
1979

五 丹 毒

1.处方： 蝌蚪半斤、明矾1 两。

用法： 上药放在老尿壶内封好口，埋在地下。用时取出，外敷患处。

来源： 灌南县花园公社孙庄大队

2.处方： 水苲草1 团、明矾2 两。

用法： 上药共捣成糊、外敷患处。一日二、三次。

来源： 灌云县医院

3.处方： 万年青4 两，菊花根4 两，明矾5 钱。

用法： 共捣成糊，敷于患处，干时再换。

来源： 沭阳扎下公社

4.处方： 野菊花叶,紫花地丁,蒲公英,上药皆用鲜的，各等分.

用法： 捣汁外敷患处。

84

来源：淮阴县新渡公社新桥大队

5.处方：鸡蛋清1个，白矾2钱。（研粉）

用法：和匀敷患处。

来源：灌南县硕湖公社惠干大队

6.处方：生肥猪肉切片，雄黄（研细末）。

用法：先用针在患处刺破出去恶血，再用猪肉蘸雄黄末擦患处。

来源：沭阳县钱集公社

7.处方：活蚯蚓5条，白糖5钱。

用法：蚯蚓入白糖内化为水，外敷患处。

来源：淮阴县新渡公社、灌云县云台医院

六、发　　背

1.处方：拔罐法

85

1949
新　中　国
地 方 中 草 药
文 献 研 究
(1949—1979年)
1979

用法：将疮头挑破、用火罐拔之。

来源：淮阴县新渡公社三阳卫生室

2.处方：陈芦苇叶

用法：焙后研粉，外敷患处。未敷前、先用葱白、花椒煎汤、将患处洗净。

说明：本方适用于溃烂不收口者。

来源：淮阴县新渡公社新桥卫生室

3.处方：白胡椒少许

用法：研粉外敷患处。

说明：本方适用于发背初溃者。

来源：淮阴县新渡公社谢庄大队

4.处方：马蜂窝（烧存性）1个，冰片3分。

用法：共研细末，麻油调敷患处。

来源：沭阳县十字公社

5.处方：猫头骨1具

用法火烧存性，研细末，麻油调涂疮口。

86

说明：此方亦适用于瘰疬溃烂者。

来源：灌云县同兴公社同兴保健室

6.处方：小牛衣（或小驴衣）1两，地骨皮1两，蝉蜕1两，蜂房1两，槐树枝1两，壁砌窝（壁螬窝）2钱，头发1钱，冰片少许。

用法：将前七味分别焙后，研成细粉，再加入冰片共研，以麻油适量调成膏剂。用时，先用淘米水洗净患处，再用油纸刺孔盖患处（刺孔面积与肿硬范围等大），将药膏敷纸上，然后用纸加药包好。如麻油耗干，将药取下再调，仍如前法外敷。

说明：此方亦适用于痈肿。

来源：淮阴县古寨条河大队三队

7.处方：鲜刀鱼1条、明矾2两、蔷薇叶4两、连须大蒜1两、花椒叶1两、糯米饭适量。

1949
新　中　国
地 方 中 草 药
文　献　研　究
(1949—1979年)
1979

用法：将刀鱼去鳞骨，同各药捣烂成糊，置疮大小摊于布上，约一指厚，贴患处。

来源：沭阳县新凤公社

七、对　口　疮

1.处方：茄子蒂14个，生何首乌2 两。

用法：用水煎汤，内服。

来源：淮阴县新渡公社新桥卫生室。

2.处方：蔓佗罗子1 两，麻油1 两。

用法：蔓佗罗子烧灰存性，研细末，用麻油调敷患处。

来源：宿迁县来龙医院。

3.处方：桃丹2 钱，白蜡2 两，曲酒2 杯。

用法：熬膏敷患处。

来源：沭阳县东风公社林庄大队

4.处方：番瓜蒂2 只，醋适量，白糖适

88

量。

用法：将糖醋和匀，蘸瓜蒂在粗石砂上磨汁，涂于患处。

来源：淮安县

八、肠痈

1.**处方：**大黄1两，桃仁1两，丹皮1两，蒲公英1两，红藤1两。

用法：煎汤内服，每日1剂。

来源：灌南县大圈公社医院

2.**处方：**红藤2两，败酱草6钱（土名物鲁草）、蒲公英1两。

用法：煎汤内服，每日一剂。

来源：灌南县大圈公社医院

九、瘰疬

1.**处方：**鲜五点草（不拘量），冰片少许。

1949
新 中 国
地方中草药
文 献 研 究
(1949—1979年)
1979

用法：五点草切碎水煎去渣，熬成稀膏。用时取膏适量，加入冰片细末少许和匀，涂患处，外用膏药或油膏纱布盖护，每日换一次，以愈为度。

说明：此方治疗瘰疬已溃，久不收口。

来源：沭阳县塘沟公社

2.**处方**：芦丁草5钱，癞蛤蟆草1两。

用法：煎汤内服，每日二次，连服五一七天。

来源：清江市郊区公社东风大队

3.**处方**：马刀蛇尾巴7个，芝麻油。

用法：将麻油烧开后，放入马刀蛇尾巴，溶化成膏，和桐油调敷患处。

来源：淮阴县古寨公社严圩大队

4.**处方**：壁虎1只，鸡蛋1只。

用法：将鸡蛋一头开孔，将壁虎塞入蛋内，放火上炕黄研末。每服3分，每日

90

一次，连服三天。白开水冲服。

来源：清江区郊区公社南港大队

5.处方：猫牙3个

用法：放瓦上焙黄，研成细粉，和麻油调匀，外敷患处。

说明：本方适用于瘰疬溃后，久不收口。

来源：淮阴县新渡公社淮涟卫生室

6.处方：生半夏

用法：研末用醋调敷患处，每日一次。

来源：淮阴县高堰公社九堡大队

7.处方：猫爪草半斤

用法：每用4钱，煎水内服，每日一次。

来源：淮安县

8.处方：生雄鸡骨1付，马蹄壳1两，当归5钱，降香5钱，甘草3钱，桃仁半斤。

91

1949

新 中 国
地 方 中 草 药
文 献 研 究
(1949—1979年)

1979

用法： 上药除桃丹外，其余入麻油锅内熬干，滤去渣，再入桃丹，用槐树枝慢慢搅拌，熬至成膏，外贴患处。

说明： 孕妇忌用。

来源： 宿迁县陆集公社

9.**处方：** 白砒2 分，白胡椒7 粒，杏仁1 粒，巴豆1 粒（去壳），朱砂2 分，斑毛1 个，红枣1 个去核，蜂蜜适量。

用法： 上药共捣成糊状，做成绿豆大丸子，每取一丸，量患者鼻孔大小，以棉纸或棉花纱布裹成小卷子，一端用线扎好，一端剪齐使药气易出。晚间睡前将剪齐一端塞入一侧鼻孔，盖被取汗。第一次只令上半身有汗，即将药取出，第二晚塞如上法，令周身有汗，即将药除去，勿令汗出过多，如第二次未能得到周身出汗，第三晚再用一次，最多连用三次，停药观察，其核自消。

92

说明：此方治疗瘰疬未溃者。

来源：沭阳县塘沟公社

10.**处方：**夏枯草2两，黄玉金1两，银花1两，连翘5钱，川贝母2两，甘草5钱，蕲蛇1寸，蜈蚣3条，斑毛（去头足）7个。

用法：共研细末，以蜜为丸，如梧桐子大，每服2—4粒，日服二—三次，以绿豆汤送服。三日为一疗程。如未见效，隔二—三日再服一疗程，服药期间，宜多喝绿豆茶，如见血尿，用甘草1两煎水服。

来源：淮阴县古寨公社六冲五队

十，痄腮（腮腺炎）

1.**处方：**鲜野菊花1两。

用法：捣汁，外敷患处，每天换敷一次。

来源：泗阳县八集公社合兴大队

93

1949

新 中 国
地 方 中 草 药
文 献 研 究
(1949—1979年)

1979

2.**处方**：鲜蒲公英

　　用法：捣烂敷患处。

　　来源：宿迁县人民医院

3.**处方**：癞蛤蟆棵5－7棵。

　　用法：捣烂，外敷患处。

　　按：癞蛤蟆棵即荔枝草，属唇形科植物。

　　来源：淮阴县新渡公社佟洼大队卫生室

4.**处方**：丝瓜叶，明矾适量。

　　用法：共捣烂，敷患处。

　　来源：沭阳县东风公社林庄大队

5.**处方**：鲜柏叶1撮，白矾5钱。

　　用法：共捣烂，以鸡蛋清调匀，敷患处。

　　来源：宿迁县麻风站

6.**处方**：生芋头1个

　　用法：加少量红糖捣烂，外敷患处。

94

来源：淮阴县高堰公社九堡大队

7.**处方**：活蚯蚓若干条（去泥，不用洗）

用法：蚯蚓放入盘中，均匀地撒上白糖，蚯蚓即分泌出淡黄色液体，以纱布或棉球蘸此液涂患处，每日二、三次。

说明：此方也能治疗烫火伤。

来源：淮阴县高堰公社九堡大队

8.**处方**：大黄末3钱，茶叶4钱。

用法：以上二药泡汁，调敷患处。

来源：淮安县

9.**处方**：蛇皮1条，煤油3两。

用法：将蛇皮放在煤油内浸泡七天，局部涂搽，每日二、三次。

来源：清江市郊区公社蔬菜大队

10.**处方**：大青叶3钱

用法：加水半碗煎汤顿服，每日三次，连服二天。

来源：淮安县

1949

新 中 国
地方中草药
文 献 研 究
(1949—1979年)

1979

11.处方：板兰根1两，牛蒡子6两，银花5钱。

用法：水煎三茶杯，一日三次分服。连服三天。

来源：清江市城北公社医院

12.处方：夏枯草，大青叶，蒲公英各5钱。

用法：煎水分三次内服。连服三天。

来源：灌云县人民医院

13.处方：防风1钱5分，僵蚕1钱5分，银花3钱。

用法：煎水半碗内服。每日一次，连服二天。

来源：淮安县

十一，痔 疮

1.处方：槐树豆4两

用法：熬水熏洗患处。

96

来源：泗洪县管镇公社

2.**处方**：无花果叶适量

用法：水煎熏洗患处。

来源：清江市人民医院中医科

3.**处方**：瓦松1两，皮硝1两。

用法：水煎熏洗患处。

来源：清江市人民医院中医科

4.**处方**：猪胆数个

用法：阴放几天，将汁挤出，收贮瓶内，用时涂敷患处。

说明：此方对肛门肿痛外痔较好。

来源：灌云县人民医院

5.**处方**：活田螺1个，明矾、冰片各少许，研纷。

用法：将明矾、冰片纳入田螺内，任其化水，以水涂于患处。

说明：如无田螺，可用蚌代之。用法如上述。

97

1949

新中国
地方中草药
文献研究
(1949—1979年)

1979

来源：淮阴县新渡公社王庄卫生室

6.处方：五倍子一个、巴豆仁3个、冰片少许。

用法：五倍子焙炭研细末，巴豆去净油，加入冰片捣匀，每用麦粒大，填入瘘管内。

来源：灌云县人民医院

7.处方：蛇胆

用法：阴干做成条，插入瘘管内。

来源：灌云县人民医院

8.处方：露蜂房1个、明矾1两（研粉）。

用法：将矾粉灌入蜂房内，放瓦上焙后研粉，外敷患处。

来源：淮阴县新渡公社

注：以上6—8方治疗痔疮瘘管。

十二、臁　疮（下肢溃疡）

1.处方：牛粪

98

用法：将牛粪晒干烧炭成性，麻油调匀外敷患处。每日一次。

来源：清江市郊区公社东风大队

2.处方：陈石灰、甲鱼血适量。

用法：将陈石灰入甲鱼血调匀敷患处。

来源：淮安县林集公社

3.处方：地骨皮5钱

用法：上药在瓦上焙干，研成极细粉，麻油适量、调匀敷患处。

来源：宿迁县洋北公社医院

4.处方：生豆腐渣，桐油适量。

用法：上药拌成糊状，先用艾水洗净患处，再敷上药。

来源：沭阳县青伊湖公社

5.处方：甲鱼盖（鳖甲）适量

用法：将甲鱼盖放在火里炕脆研成粉，用麻油调敷患处。

99

1949
新　中　国
地方中草药
文献研究
(1949—1979年)
1979

说明：用龟版亦可。

来源：淮阴县高堰公社头堡大队，**淮安县林集公社**

9.处方：臭梧桐叶，不拘量。

用法：焙研细末，麻油调敷患处。

来源：沭阳县东风公社林庄大队

7.处方：棠犁树叶约数斤。

用法：熬水洗患处，洗后疮口即逐渐干燥。

来源：灌云县人民医院

8.处方：南瓜瓢不拘量。

用法：晒干研末敷患处。

来源：沭阳县钱集公社

9.处方：牛蹄花、麻油。

用法：牛蹄花烧成性，麻油适量调敷患处。

来源：泗阳县裴圩公社医院

10.处方：银杏叶（即白果叶）数斤

100

用法：熬水洗患处。

来源：灌云县人民医院

11.处方：牛衣胞（驴衣胞亦可）一个

用法：烧成性，研末外敷。

来源：灌云县白蚬公社医院

12.处方：死猫头骨。

用法：烧灰研细粉，作为外敷。

来源：宿迁县永胜公社医院

13.处方：鸡蛋2个、壁虎1条。

用法：取蛋黄熬成油后，再入壁虎熬化。外敷患处。

来源：淮阴县新渡公社临河卫生室。

14.处方：乳香、松香、石膏、滑石各等分。

用法：共研细末，麻油调敷患处。

说明：一切皮肤溃烂，长流黄水，久不收口，皆可适用。

来源：沭阳县朝阳公社

101

1949

新 中 国
地 方 中 草 药
文 献 研 究
(1949—1979年)

1979

15.处方：黄连1钱,大枣2个（去核），冰片3分。

用法：大枣黄连焙焦，和冰片研细末，麻油调敷患处。

来源：灌南县

十 三，破 伤 风

1.处方：辣椒适量

用法：切碎，加水煮沸，给患者喝，喝至自感有辣椒味为止，并出汗。

说明：凡破伤风患者，喝辣椒水不但不感觉辣，反感甜。

来源：宿迁县新桥大队

2.处方：槐枝汁半碗，黄酒半斤。

用法：上2味混和煮热，分2次服，服后出汗。

说明：取槐枝汁法：鲜槐枝一捆（约2尺长），一头放火上烧，另一头汁即滴

102

下。

来源：灌南县新安公社医院

3.处方：火麻根2两，烧灰存性，用黄酒送服。连服2剂。

来源：洪泽县黄集公社医院

4.处方：蝉衣5钱，荆芥1两。

用法：煎水，大量饮之。

来源：泗洪县龙集公社金圩大队

5.处方：蜈蚣7条，全蝎2钱，天麻8钱，南星3钱，当归2钱，红花3钱，甘草2钱。

用法：水煎服，每日一剂。

来源：灌南县硕湖公社

十四、狂犬病

处方：生大黄3钱，桃仁2钱，去皮尖捣碎，地别虫3钱。

用法：煎服，每日1剂，分2次服，

103

1949
新 中 国
地 方 中 草 药
文 献 研 究
(1949—1979年)
1979

隔日服一剂，连服3剂。

按：上方可加紫竹根5钱—1两同煎。可用狂犬脑焙黄研粉，和上药同服。

来源：城北公社医院

十五，烫 火 伤

处方：陈石灰1斤，麻油4两

用法：石灰放在盆内，加入冷开水，揽拌待澄清后取清水，将麻油慢慢滴入，边滴边搅，直至成为膏状，涂患处。

来源：宿迁县耿车公社医院

2.处方：经霜丝瓜（嫩的较好）

用法：收贮瓶内，一至二月即化成水，涂患处。

说明：本方有消炎止痛作用。

来源：沭阳县扎下公社

3.处方：蚯蚓3至5条，白糖1两。

用法：将蚯蚓放在糖内，两三天即化

104

为水，用水涂患处。

　　来源：宿迁县皂河医院

　4.处方：人乳、食盐。

　　用法：将食盐少许加入人乳调和，涂患处。

　　来源：淮阴县高堰公社九堡大队

　5.处方：烟煤块（未烧过的）

　　用法：将煤块洗净研细末，用水调成稀糊。鸡毛蘸涂患处。一天数次。

　　说明：若有水泡，挑破再涂。

　　来源：洪泽县岔河公社

　6.处方：松树皮（刮去外层粗皮）

　　用法：烤焦研末，加桐油调敷患处。

　　来源：淮安县

　7.处方：野兔毛适量。

　　用法：将兔毛煅存性，研为细末，或加冰片少许研匀，麻油调涂患处。

　　说明：此方适用于烫伤、烧伤、花口

105

1949

新 中 国
地方中草药
文 献 研 究
(1949—1979年)

1979

难愈者。

　　来源：灌云县人民医院

　8.**处方**：紫草 1 两，麻油或豆油 4
两。

　　用法：锅内煎熬半小时去紫草，用油
搽伤处。

　　来源：灌南县大圈公社医院

　9.**处方**：向日葵花，麻油适量。

　　用法：葵花晒干研末，麻油调匀。搽
伤处。

　　说明：适用于烧伤化脓。

　　来源：灌南县花园公社孙庄大队

　10.**处方**：小老鼠油

　　用法：将初生小鼠放入麻油或菜油内
浸。备用。用时将油涂患处。

　　来源：淮阴县高堰公社

　11.**处方**：地榆 4 两，大黄 4 两，冰片 8
分。

　　106

用法：共研细末，外敷患处。

来源：淮安县

12. 处方：地榆炭、陈石灰等分。

用法：上药研细末，用麻油或花生油调敷伤处。

来源：灌南县

13. 处方：地榆4两，黄连3钱。

用法：将药共研细末，麻油调匀，外敷患处。

来源：淮安县

14. 处方：鸡蛋清。

用法：生用涂患处。

说明：功能止痛不起泡。

来源：沭阳县新集公社

15. 处方：鸡蛋黄子

用法：蛋黄熬油，外敷伤处。

来源：淮阴县新渡公社新桥卫生室

107

1949

新 中 国
地 方 中 草 药
文 献 研 究
(1949—1979年)

1979

十六、疝 气

1.处方：八角茴香8个

用法：将八角茴香炒焦研末，红糖少许和匀，黄酒送服。连服3—4天。

来源：淮安县席桥

2.处方：小茴香，桔核各等分。

用法：共研细末，每服2钱，每日2次。

来源：淮阴县张集公社医院

3.处方：连蒂老丝瓜1只。

用法：烧灰存性，黄酒冲服，每次1钱。

来源：淮阴县高堰公社高堰大队

4.处方：枸桔子（俗称刚桔子）1枚，乳香3钱，没药3钱。

用法：将刚桔子用黄泥包，放火上烧熟，同乳香没药共煎汤，临服冲入曲酒

108

一盅。早晚各1次，连服3—4天。

说明：此方适用于睾丸肿痛。

来源：沭阳县东风公社林庄大队

十七、头面血瘤

处方：鲜蒲公英白浆。

用法：外涂局部。一日十余次至二十余次。

说明：本方对婴儿头面部的红赤色血瘤，疗效为显著。一般涂一星期则红色转暗，二星期则变灰色，流水，头根收缩。至二星期则缩小三分之二，四、五星期全部消失。

来源：灌云县人民医院

1949

新 中 国
地方中草药
文 献 研 究
(1949—1979年)

1979

伤　科

一、跌打损伤

1.处方：土别虫1—2钱，黄酒适量。

用法：土别虫砸烂，黄酒冲入内服。每日一次，连服三天。

来源：清江市郊区公社东风大队

2.处方：葱白、大黄研粉。

用法：将葱白捣成糊状，涂于伤处后，外用热湿毛巾包敷，巾冷即换热的，约经一小时，去葱糊，再用生大黄粉和匀酒调敷，用布包裹好。

说明：本方药量，根据伤处大小而定。

来源：灌云县四队医院

3.处方：桃仁6钱，黄栀子1两。

110

用法： 共研碎，以麦面调成糊状贴患处。

来源： 淮安县

二、外伤骨折

1.处方： 乳香1两，没药1两，自然铜4两，番瓜子半斤。

用法： 共研细末，米饭糊为丸，如桐子大，每服10—20丸。开水或温酒送吞。

说明： 服药期间，忌食豆腐。

来源： 灌云县李集公社

2.处方： 鹅尖（鹅尾尖前嫩黄色一簇茸毛）、鲜生姜（捣成糊）、黄小米粉。

用法： 将骨折处复位后，把鹅尖平铺于周围一圈，外敷生姜糊（约铜元厚），再用黄小米粉糊敷外面，包好．用小夹板固定。

来源： 灌云县四队医院

111

1949

新 中 国
地 方 中 草 药
文 献 研 究
(1949—1979年)

1979

3.处方：丁香2两，血竭2两，广木香2两，儿茶2两，熟大黄1两，当归头2两，莲肉2两，白芍2两，白茯苓2两，丹皮1两5钱，甘草1两。

用法：共研细末，炼蜜为丸。每服3钱，童便或黄酒调服。

4.处方：红花1两，血竭5钱，当归2两，怀牛膝2两，石蟹3两，山栀2两，竹节炭4两，自然铜4两。

用法：共研细末，米饭糊为丸。每服3钱，一日二次。白酒送吞。

来源：灌南县大圈公社宋集大队

三、外伤出血

1.处方：葱白数个，砂糖适量。
用法：葱糖共捣成糊状，敷患处。
来源：淮阴县高堰公社九堡大队
2.处方：丝瓜叶。

112

　　用法：晒干研末，敷于伤口。

　　来源：淮阴县高堰公社高堰大队

　3.**处方**：百草霜（锅脐底灰）

　　用法：掺伤口上。

　　来源：灌云县

　4.**处方**：韭菜，陈石灰各等分。

　　用法：共捣烂作成饼子，晒干后，研为细末，撒于患处。

　　来源：宿迁县罗圩公社

　5.**处方**：陈石灰3两，大黄3两。

　　用法：共炒黄，研为极细粉，敷于出血处。

　　来源：清江市王营公社医院

　6.**处方**：紫檀香

　　用法：研细末，敷于伤处，用布包扎。

　　来源：灌南县

　7.**处方**：金毛狗脊

113

1949
新　中　国
地 方 中 草 药
文 献 研 究
(1949—1979年)
1979

用法：取狗脊毛，敷于出血处。

来源：灌南县大圈公社医院

8.**处方**：天浆壳。

用法：取其瓢内白绒贴于伤口。

按：天浆壳即萝藦之果实，在我地区俗称为大瓢瓢。功用上，子叶作强壮药，绒作止血用。

来源：泗洪县

9.**处方**：石灰1两，龙骨3钱，血竭3钱，乳香3钱，没药2钱。

用法：石灰加水扬开后，与大黄同炒成褐色,去大黄,再和其他药共研极细末，敷于伤口，用纱布包好。

说明：此药不能用于眼目受伤。

来源：灌南县

10.**处方**：乌贼骨5钱，生半夏5钱，桃丹5分。

用法：乌贼骨、半夏先研细末，后入

114

桃丹再研匀。敷于伤处。

　　说明：单用生半夏粉敷伤处亦可。

　　来源：灌南县大圈公社医院

四．闪挫腰痛

　1.**处方**：硼砂少许

　　用法：研细粉，点入眼角内，至流泪为度。

　　来源：淮阴专区人民医院

　2.**处方**：丝瓜根2钱

　　用法：焙焦存性，研粉内服，每日一次，连服二、三日。用白酒少许和开水送服。

　　来源：灌云县四队医院

　3.**处方**：仙桃草1两。

　　用法：煎水当茶服，连服三天。

　　按：仙桃草，亦名接骨仙桃。

　　来源：泗洪县管镇公社杨庄大队

115

1949

新 中 国
地 方 中 草 药
文 献 研 究
(1949—1979年)

1979

妇　科

一、月经不调

1.处方： 益母草 1 两。

　　用法： 水煎服。

　　说明： 月经过多者勿用。

　　来源： 清江市人民医院中医科

2.处方： 艾叶 1 两、红糖适量。

　　用法： 水煎内服，每日二次。

　　来源： 清江市郊区公社东风大队

二、痛　经

1.处方： 香附（山郎关） 1 两

　　用法： 经前水煎服，一日一剂，并可用 3 两—5 两捣碎炒热，外熨小腹痛处。

　　来源： 清江市人民医院中医科

116

2.**处方：**陈艾叶3钱，芄蔚子（益丹子）3钱。

用法：水煎顿服，经前每日一剂。

来源：沭阳县红旗医院

3.**处方：**五灵脂3钱，生蒲黄3钱，玄胡3钱，艾叶3钱。

用法：煎水内服，经前一日一剂。

来源：淮安县

三、倒　经（经期鼻出血）

1.**处方：**怀牛夕5钱，紫丹参5钱。

用法：在月经前4—5天，每天煎服1剂。

说明：服药时加针涌泉穴更好。

来源：宿迁县人民医院

2.**处方：**韭菜汁一杯，童便一杯。

用法：炖温内服，每于月经前服一次。

117

1949

新 中 国
地 方 中 草 药
文 献 研 究
(1949—1979年)

1979

来源：宿迁县丁咀公社

四、闭　　经

1. **处方**：艾叶1斤，砂糖半斤。

用法：将艾叶加水两大碗，熬至一大碗半，加入砂糖。每服1酒杯，日服3次。

来源：洪泽县黄集公社胜利大队

2. **处方**：益母草1斤，白糖半斤。

用法：将益母草加水两大碗，熬成一大碗，每服一酒杯，日服3次。

来源：洪泽县黄集公社胜利大队

五、崩　　漏

1. **处方**：陈棕半斤。

用法：将陈棕烧存性研细末，每服2钱、一日三次。开水冲服。

来源：淮安县

118

2.处方：侧柏叶半斤。

用法：炒焦存性，煎水分数次服。

来源：宿迁县南葵公社医院

3.处方：地榆炭1两．侧柏叶炭5钱。

用法：水煎三次，早中晚各服一次。

来源：淮安县

4.处方：棉花子、莲子房。

用法：二药炒炭存性，研末等分，每
服2钱。日服2次。

来源：宿迁县耿车公社医院

5.处方：贯众适量

用法：贯众加米适量，炒焦研末．每
服2钱．日服2次。

来源：泗阳县裴圩医院

6.处方：大蓟炭6钱，蒲黄炭3钱，棕
毛炭3钱，红枣6个。

用法：水煎服，一日一剂。

来源：清江市城中卫生所

119

1949

新 中 国
地 方 中 草 药
文 献 研 究
(1949—1979年)

1979

六、带下病

1.处方： 白鸡冠花3钱。

  用法： 煎水加糖1两，每日服3次。

  来源： 洪泽县黄集公社黄集大队

2.处方： 椿根白皮（去粗皮）2两。

  用法： 将椿根白皮用醋炒黑，研成细末，每服2至3钱，用米汤送下。

  来源： 宿迁县人民医院

3.处方： 向日葵楷瓤5钱。

  用法： 焙研细末，加白糖3钱。每日服3次。

  来源： 洪泽县黄集公社

4.处方 槐树枝

  用法： 烧炭存性研粉。饭前白酒送下。每服一汤勺，一日2次。

  来源： 淮阴县新渡公社双坝卫生室

5.处方： 海螵蛸2两，黄柏1两。

120

用法：共研细末，早晚各服2钱。

来源：淮阴县张集公社

6.**处方**：白果肉适量

用法：将白果肉炒熟研粉，以猪油、蜂蜜为丸，如弹子大。日服3次，每次1—2丸，豆浆送入。

来源：淮阴县高埝公社九堡大队

7.**处方**：棉花子1斤，红糖1斤。

用法：将棉花子炒研细末入红糖拌匀，早晚各服一汤勺。

来源：泗阳县中医座谈会

七、阴痒（阴道滴虫）

1.**处方**：蛇床子2钱，苦参3钱，黄柏2钱。

用法：共煎水洗阴部，每日洗一次，连洗五天。

来源：淮安县，灌云县

121

1949

新 中 国
地 方 中 草 药
文 献 研 究
(1949—1979年)

1979

2.**处方**：蛇床子1两，白矾少许。

    用法：煎水冲洗阴道。

    来源：宿迁县顺河公社

3.**处方**：雄黄3份，滑石10份，冰片3份。

    用法：混合做成坐药，插入阴道。

    来源：清江市城中卫生所

4.**处方**：风眼草4两

    用法：煎水洗阴部，每天洗一次，连洗十次。

    来源：淮安县

八、妊娠恶阻

1.**处方**：黄连1钱半，炒枳实2钱。

    用法：煎汤服下，连服2—3次。

    来源：清江市城北公社医院

2.**处方**：铁树叶5片

    用法：切碎炒黄，开水泡服。

    来源：灌云县木圩公社医院

122

九、胎动下血

1.处方： 鲜苎麻根（去黑皮）2两

　　用法： 水煎分2次服，一日一剂。

　　来源： 泗洪县、清江市郊区公社

2.处方： 怀山药4两，杜仲3两，水炒续断3两。

　　用法： 共研细末，糯米汤糊丸，每丸重3钱，早晚各服一丸，连用一周。

　　说明： 习惯性流产用。

　　来源： 泗阳县来安卫生院

十、产后出血不止

1.处方： 胡小麦穗（黑锈病小麦穗）1两

　　用法： 研粉内服。每次2钱，一日2次，开水冲服。

　　来源： 淮阴县新渡公社新渡卫生室

123

1949

新中国
地方中草药
文献研究
(1949—1979年)

1979

2.处方：大小蓟炭各5钱、侧柏叶炭5钱. 棕榈炭5钱。

用法：加水煎汤内服。

来源：淮阴县新渡公社

十一、产后血晕

处方：韭菜根一把，醋1斤。

用法：将韭菜根切碎放盆内，将醋烧开、倒入韭菜根盆内、乘热放产妇鼻下，以吸其气，可使苏醒。

来源：宿迁县晓店公社医院

十二、产后风

1.处方：老鸡粪2—8斤，干生茶豆（扁豆）皮半斤。

用法：煎水放在桶里、放床（绳床）底下，病人睡在床上盖好被、直至出汗为止。

124

来源：清江市郊区公社 ⬤⬤⬤ 大队

2. **处方**：螳螂一只，黄酒适量。

用法：将螳螂放瓦上焙研末，冲入黄酒内服，服后盖被侧睡发汗。每日一次，连服二日。

说明：此方适用于产后子痫。

来源：清江市郊区公社东风大队

十三、产后腹痛

处方：丹安草（大安草）1两

用法：煎汤加红糖，2次分服，每日1剂，连服1—3天。得汗为度。

说明：此方亦可治疗胃痛。

来源：淮阴县张集公社向阳大队大西生产队

十四、产后筋骨痛

处方：臭蒲根适量

1949

新 中 国
地 方 中 草 药
文 献 研 究
(1949—1979年)

1979

用法：煎水熏洗患部。

来源：宿迁县顺河公社医院

十五、乳汁不下

1. 处方：王不留行子5钱，通草2钱，猪脚爪3只。

用法：煨汤，吃至乳多为止。

来源：清江市城北公社医院

2. 处方：王不留行3钱，穿山甲1钱。

用法：水煎服，一日一剂，连服4天。

来源：淮阴县高埝公社窑厂。

3. 处方：冬葵子（茼种子）

用法：加水磨汁，煮熟加糖。每服半茶杯。一日二次。

来源：淮阴县新渡公社

4. 处方：韭菜根5钱、南瓜根5钱、猪蹄爪2只。

用法：煨汤服，连服3—5天。

126

来源：淮安县

十六、回 乳

处方：大麦芽2—3两

用法：将大麦芽炒焦，煎水内服，连服3—5剂。

来源：宿迁县双庄公社医院

十七、子宫内膜绒毛膜上皮癌

处方：半枝连

用法：每天取1两煎汤，分四次服，连服40天。

说明：服此方忌食荤腥。

来源：宿迁县阎集公社医院

127

1949

新 中 国
地 方 中 草 药
文 献 研 究
(1949—1979年)

1979

儿　科

一、麻　疹

1.**处方**：西河柳（观音柳）5钱

用法：煎汤内服，每日一——二次，连服二日。

来源：清江市郊区公社东风大队

2.**处方**：芫荽1——2棵

用法：煎汤内服，每日二次，连服一——二日。

来源：清江市郊区公社四季青大队

注：1——2方适用于麻疹不透。

3.**处方**：紫背浮萍或西河柳适量。

用法：煮熟乘热用毛巾包裹，用以洗擦全身。

说明：适用于麻疹不透，用时防止受

128

凉。

来源：淮阴县高堰公社九堡大队

4.处方：红谷子5钱

用法：煎水内服，每日一次，连服2
——3天。

说明：此方用于麻疹突然暗下。

来源：清江市郊区公社富强大队

二、百 日 咳

1.处方：天竹果2钱，陈胆星5分。

用法：煎水内服，每日一剂，连服三
剂。

来源：淮安县

2.处方：三根糖浆：茅草根、芦苇根、
丝爪根各2两。

用法：煎汤一大碗，加冰糖适量，们
服五汤匙，一日三次。

来源：淮阴县高堰公社九堡大队

129

1949
新 中 国
地 方 中 草 药
文 献 研 究
(1949—1979年)
1979

3. **处方**：蚱蜢（蚁蜡）10只，焙露蜂房2分。

用法：煎水内服，一日一次，连服三天。

来源：淮安县

4. **处方**：风胡萝卜适量

用法：加水适量放锅内熬成糊状，入等量白糖或蜂蜜，每日服三次，每服一一三汤匙，连服三一五天。

来源：淮安县

5. **处方**：丝爪络适量

用法：烧存性，每次服5分—1钱，开水冲服，亦可加等量白糖。

来源：灌云县白蚬公社医院

6. **处方**：鸡苦胆（或猪胆、羊胆）

用法：将胆囊刺破，流出胆汁，加白糖调成糊状。一岁以下乳儿,每天三次,三天吃一个；**一一二岁**,两天吃一个；较大孩

130

子每天分吃一个。

来源：淮阴县高堰公社九堡大队

7.处方：大蒜2两，白糖4两。

用法：将蒜皮剥去后捣烂，放入一碗开水内浸泡二—三小时后去渣，加入白糖调匀，每服一—二汤勺，一日二—三次，连服三—五天。

来源：淮阴县新渡公社新桥大队卫生室

8.处方：苇花饮：陈芦苇花（布包）8钱，天竺子3钱，冰糖1两。

用法：将苇花、天竺子加水煎汤，过滤后入冰糖，分二—三次服完，每日一剂，连服三天。

来源：淮阴县新渡公社医院

9.处方：炙桑白皮、白蜜各5钱（一日量）。

用法：将桑白皮煎汤半碗，冲入白蜜，

131

1949

新 中 国
地 方 中 草 药
文 献 研 究
(1949—1979年)

1979

分两次服，连服五天。

来源：淮阴县张集公社医院

10.处方：猪胆3只

用法：放瓦上或锅内焙干研末，加适量白糖，每日服三次，三日服完。

来源：淮安县

11.处方：鲜鱼腥草2两，绿豆4两，冰糖少许。

用法：煎水内服，每日一次，连服三一四天。

来源：淮安县

12.处方：臭椿树根皮1两

用法：将药加水一碗，煎半碗，加入少许白糖，每服半汤匙，每日四一六次。

来源：淮阴县高埝公社九堡大队

13.处方：西瓜子仁1两

用法：煎汤一小碗，日服三次，每次一汤勺，量年龄大小酌情增减。

132

来源：淮阴县高堰公社九堡大队

14.**处方**：细蜂窝（蜂房）

用法：瓦上焙黄，研粉内服，每次三分，一日二次，连服四天，用冰糖和开水送服。

来源：淮阴县古寨公社陆冲大队

15.**处方**：活麻雀7只

用法：每天取麻雀一只，不去毛及肠杂，用黄泥包好，放草灰火内烧熟，去泥和毛，吃雀肉，每日吃一只，连服七天。

来源：泗洪县界集公社杨岗保健室

16.**处方**：鱼鸦涎1酒杯，白糖适量。

用法：煎水服。

说明：鱼鸦即渔民用以捕鱼的鸦。

来源：泗洪县医院

三　小儿腹泻

1.**处方**：灶心土4两，明矾5分。

133

1949

新 中 国
地 方 中 草 药
文 献 研 究
(1949—1979年)

1979

用法：先将灶心土煎汤澄清，加入明矾溶化，少量多次喝。

说明：此方适用于上吐下泻。

来源：沭阳县东风公社林庄大队

2.处方：红小秫（高粱米）1把．鲜茶叶1把（干的减半）。

用法：将红小秫炒黑（存性）与茶叶同入陶器中煎沸，取汁加糖少许，当茶喝。每日三—五次。

说明：如服上药三—五天效果不显者，再用粳米一把，放灶心土中炒焦后，筛去灶心土，将粳米放入上药中同煎，服法同上。

来源：宿迁县曹集

四 疳 积

1.处方：鸡肝5—10个，鸡内金2钱。

用法：用生面粉糊，包裹鸡肝，放火

134

上烧熟后，剥去面，将鸡肝、鸡内金焙黄，共研细末，六次分服，一日二次。

来源：淮阴县新渡公社新桥卫生室

2．处方：绿皮鸭蛋1只，炮山甲1钱5分。

用法：将山甲研成细粉，把鸭蛋开一小孔，填入山甲末封好，放火上煨熟，去壳吃蛋。每次一只，连服数次。

来源：宿迁县耿集公社医院

3．处方：干蟾皮1只，砂仁5分。

用法：蟾皮切碎炒黄，共研细末，一日两次分服，用开水或糖水送下。

来源：洪泽黄集公社

五 鹅口疮

1．处方：白苋菜楷（晒干）1两，冰片1分。

用法：将白苋菜楷焙黄研末，加冰片

135

1949

新 中 国
地方中草药
文 献 研 究
(1949—1979年)

1979

和匀，吹口。一日三次。

来源：洪泽县黄集公社医院

2.处方：橄榄核1两，抱鸡蛋壳2钱，冰片少许。

用法：二药焙研粉，加入冰片共研细，掺患处。

来源：淮阴县高堰公社九堡大队

3.处方：雄黄、人中白、月石（硼砂）、儿茶、朱砂、黄连、黄柏、薄荷各等分。

用法：上药共研细，另加冰片少许研匀。用时先以淡盐水擦口内，然后敷药。

来源：灌云县伊芦医院

六 通 肠 疮

1.处方：稻草灰

用法：稻草一把，冬至时放入较深的厕所内，尽九后取出，晒干烧灰，吹涂患处。一日两次。

136

来源：灌南县新吉公社

2.**处方**：咸小瓜干5钱，冰片三分。

用法：小瓜干放瓦上焙成炭，加入冰片研细。吹患处，一日二一三次。

来源：灌南县硕湖公社

3.**处方**：鸡屎堆中白虫3条，冰片少许。

用法：将白虫焙干，和冰片共研成粉，敷于患处。

来源：淮阴县新渡公社新桥卫生室

4.**处方**：钉锈、冰片各等分。

用法：研成细粉，吹患处。一日二一三次。

来源：灌南县花园公社孙庄大队

5.**处方**：瓦楞子、灯芯灰、冰片各等分。

用法：上药共研细末，用鲜桑树浆点患处。

137

1949

新　中　国
地 方 中 草 药
文 献 研 究
(1949—1979年)

1979

来源：灌南县

注：通肠疮是个俗称，它的主要临床特征，是舌下筋上白疮，肛门发红，多数长期不愈。

七　脐　风

处方：二伏凉 1 只，螳螂 1 只。

用法：上二药阴干焙后研末，加水煎沸去渣，加酒适量，混和灌服，得汗为佳。

说明：二伏凉系该地之俗名，亦称为"金蜘蟟"、"秋凉虫"。

来源：宿迁县埠子公社肖桥大队诊所

八　小儿夜啼

处方：蝉衣 1 钱 5 分，薄荷 1 钱。

用法：共研细末，四次分服，一日两次。

来源：淮阴县新渡公社医院

138

五官科

一 白 喉

1.处方：巴豆2粒（不去油），朱砂5分。

用法：共研匀，放小膏药上，贴在两眉中间。

来源：灌南县新集公社

2.处方：独头蒜1个（即无瓣蒜头），轻粉3分。

用法：独头蒜1个捣烂，加轻粉8分，外敷经渠穴。

来源：泗阳县中扬公社张圩卫生院

3.处方：大蒜数瓣

用法：捣烂敷于阳谷穴，8—4个小时起泡，将大蒜取去，不可将泡刺破，可用

1949

新 中 国
地 方 中 草 药
文 献 研 究
(1949—1979年)

1979

纱布包好。

来源：淮阴县高堰公社九堡大队

4.处方：白苋菜根适量，冰片少许。

用法：将白苋菜根焙研极细，加入冰片研匀．将药粉吹口（或喉）内，每日3—4次。

来源：宿迁县陆集公社罗圩大队

5.处方：土牛膝1—2两

用法：水煎1小时许，过滤，一次服下，连服四—五天。

说明：服后如腹泻，须暂停服。

来源：淮阴县高堰公社九堡大队

6.处方：鲜红辣蓼茎叶（水红子．水蓼）适量

用法：将药捣烂，取汁1杯，加温开水1杯和匀．含漱。

来源：淮阴县高堰公社九堡大队

7.处方：生地8钱，麦冬3钱， 玄参3

140

钱，大贝母3钱，丹皮2钱，薄荷8分，白芍3钱。

用法：煎汤内服，日服一剂。

来源：泗阳县里仁公社朱圩大队诊所

二、烂喉痧

处方：壁蜘蛛（焙黄）7个，童指甲（烧灰）1厘，冰片1厘。

用法：共研细粉，吹患处。

来源：沭阳县新风公社、宿迁县陆集公社

三、喉风

1.**处方**：胆矾5钱，硼砂1钱。

用法：共研细末，加冰片少许。每日吹喉3—4次。

说明：喉风本名缠喉风，主要症状为

141

1949

新 中 国
地方中草药
文 献 研 究
(1949—1979年)

1979

咽干疼痛，吞咽困难，气促，喉中有拉锯声，痰粘不易吐出。

来源：洪泽县黄集公社医院

2.处方：雄黄1钱，玉金1钱，巴豆（去油）2分。

用法：研末加醋为丸，每服5分。

说明：服后出现吐泻者，则效果显著。

来源：沭阳县高苴公社

四、咽喉肿痛（咽喉炎）

1.处方：柳树干一段（1—2尺长，小茶杯口粗），明矾适量，冰片少许。

用法：将柳树干中段凿一长方形槽，槽中填满明矾，两头用炭火烧，即有柳树汁流入槽中使明矾溶化，将其调匀，冷却后，研末加入冰片研匀，吹于喉间。

来源：淮阴县高堰公社九堡大队

142

2.**处方**：鲜喉痹草根 7—10 条

　　用法：加水煎汤，含漱。

　　来源：淮阴县新渡公社新桥卫生室

3.**处方**：金银花（连茎、叶）2 两

　　用法：加水煎汤内服。

　　按：本方对急性喉炎、扁桃腺炎皆可应用。

　　来源：淮阴县新渡公社

4.**处方**：万年青叶 3 片，明矾 3 钱。

　　用法：加水煎汤内服。

　　来源：淮阴县新渡公社

5.**处方**：挂金灯 2—3 钱

　　用法：煎水内服。

　　说明：挂金灯即酸浆，又名端浆果。孕妇忌服。

　　来源：淮阴县

6.**处方**：皂角 2 两，醋半斤。

　　用法：将皂角放醋内煎汤漱喉，吐出

143

1949

新 中 国
地 方 中 草 药
文 献 研 究
(1949—1979年)

1979

涎水。

来源：淮阴县高堰公社九堡大队

五、喉蛾（扁桃腺炎）

1.处方：鲜土牛膝根（或用全草）1—2株

用法：将药捣烂取汁，加人乳适量和匀，滴入鼻内，滴后即有酸涎吐出，每隔5—6小时滴一次。

说明：1.孕妇忌用。2.此方对慢性扁桃腺炎效果不大。

来源：淮安县

2.处方：成熟的秋黄瓜（即留种用的老黄瓜）1条。明矾适量。

用法：将黄瓜一头削掉，挖去瓢子，将明矾装入瓜内，挂于通风处阴干，经冬尽九后，去瓜壳取明矾研细末吹喉内。

说明：本方对喉头炎也有疗效。

144

来源：宿迁县大新公社

3.处方：天明精适量

用法：将药研末，以蜜为丸，如弹子大，含化用。

来源：淮阴县高埝公社九堡大队

4.处方：鲜荔枝草（癞宝草）、明矾各少许。

用法：共捣烂，布包取汁，以开水冲服，每日二次。

来源：淮安县

5.处方：板兰根1两，银花1两。

用法：煎汤分二次服。

来源：淮安县

6.处方：白茅根1两，癞蛤蟆棵1两，冬青叶5钱。

用法：煎汤内服，每日一剂。

来源：淮阴县五里公社医院

7.处方：射干3钱，铺地锦3钱。

1949

新中国
地方中草药
文献研究
(1949—1979年)

1979

用法：煎汤二次分服，每日一剂。

来源：泗阳县

六、口 糜

1.处方：霜后茄子1只

用法：风干略焙研细末，掺于患处。

来源：淮安县

2.处方：明矾1两，活蜘蛛6只，冰片1分。

用法：先将明矾放入砂锅内放火上熔化，加入蜘蛛，直至明矾炼成枯矾，去掉蜘蛛体，加入冰片共研细末，敷患处。

说明：此方经临床观察，对小儿口腔糜烂有显著疗效。

来源：淮安县、灌云县

3.处方：轻粉5分，冰片1钱，人中白（煅）3钱。

用法：共研细粉，敷于患处。

146

来源：淮阴县古寨公社

七、红白口疮

1．处方：过冬干瘰桃6只，冰片少许。

用法：将瘰桃烧炭存性，同冰片研匀，吹入口腔患处，每日二—三次．

来源：清江市郊区公社东风大队

2．处方：长小拉巴瓜6—7个

用法：焙研细末，加枯矾适量和匀，涂患处。

说明：霜降后，野田里生长的拉巴瓜，收集晒干．

来源：沭阳县扎下公社

3．处方：地肤子根，枯矾。

用法：上药焙干，研细末吹口内。

来源：灌南县大垈公社

4．处方：茅草花1把，草纸1张、白矾6钱，鲜柳棍1段。

147

1949
新 中 国
地 方 中 草 药
文 献 研 究
(1949—1979年)
1979

用法：草纸卷茅草花烧灰存性，鲜柳树棍挖个洞，将白矾放入，火上烧至成枯矾，再和茅草花灰共研细末，吹口腔。

来源：宿迁县曹集公社

5.**处方**：桑树浆、白蚕茧、大嘴虫各等分。

用法：将桑树浆拌蚕茧、大嘴虫，焙干研粉，吹于患处。

来源：灌南县花园公社孙庄大队卫生室

6.**处方**：狗屎（白色的）1两，冰片3分。

用法：将狗屎焙黄研末，加入冰片，共研细粉，每次取少许敷于疮上，一日二、三次。

说明：本方经长期临床实践证明，疗效显著

来源：灌云县人民医院

148

7. 处方：五倍子2钱，鸡内金5分。

用法：瓦焙焦，加冰片少许，研为细末。先用棉球蘸紫药水，擦去白膜，再吹药于患处。

来源：灌云县条河合作医疗室

8. 处方：陈蚕茧3个，冰片1分。

用法：蚕茧烧炭存性，和冰片共研成粉，敷于患处。

来源：淮阴县、灌南县、洪泽县

9. 处方：桑白皮（焙）3钱，明矾2分。

用法：共研成粉，敷于患处。

来源：淮阴县新渡公社医院

01. 处方：人中白，冰片。

用法：共研细末，吹于患处。

来源：灌南县花园公社孙庄大队

11. 处方：点过的汽油灯泡3—4个

用法：研成细末，加冰片少许，研匀

149

1949
1979

新 中 国
地 方 中 草 药
文 献 研 究
(1949—1979年)

吹口内。

　　来源：灌云县人民医院

12.处方：公鸡嘴2—3个

　　用法：放瓦上焙透，研为细末，吹口内。

　　来源：泗洪县

八、牙　疳

1.处方：红枣1枚，红信石1块（绿豆大）。

　　用法：将红枣劈开去核，纳入红信石，放文火内烧至烟尽，取出冷却，研成细粉，擦患处。每日一次。

　　说明：如无信石，用明雄黄也行。

　　来源：泗洪县界集公社界集大队保健室

2.处方：人中白、五倍子各等分，冰片少许。

150

用法：将前二味药瓦上焙透，再加冰片共研细末，吹患处。

来源：灌云县斗沟公社

九、牙　痛

1. **处方**：生石膏、白胡椒各等分。

    用法：共研细末，取少量填塞蛀牙空洞内。

    来源：涟水县

2. **处方**：向日葵花8钱。

    用法：加入焊烟内吸。

    来源：清江市郊区公社团结大队

3. **处方**：蟾酥（米粒大）1块

    用法：棉花包填蛀牙处。

    说明：适应虫牙痛。

    来源：沭阳县高茸公社

4. **处方**：明矾，桃树根皮。

    用法：捣烂加醋取汁漱口。

1949

新 中 国
地 方 中 草 药
文 献 研 究
(1949—1979年)

1979

来源：沭阳县汤涧公社医院

5.处方：臭蒲汁、白矾末各少许。

用法：调匀后滴入耳朵里。

来源：宿迁县大新公社

6.处方：靠山槐根皮适量

用法：煎水漱口。

来源：沭阳县红旗公社

7.处方：红稆瓤（即红色玉蜀黍穗心）$^1/_2$枚

用法：烧炭存性，研成极细粉末，加薄荷、冰片少许研匀，擦痛处。

说明：此方适用于风火牙痛。

来源：灌云县人民医院

8.处方：花椒2钱，明矾1钱。

用法：共研末，擦痛处。

来源：灌南县大埝公社

9.处方：没食子1个

用法：用水泡软后，切开半个，含于

152

痛处，隔半小时换一次，涎出即止。

　　来源：淮阴县新渡公社医院

10.**处方**：干姜1钱，雄黄3分。

　　用法：研细末，取少许放痛牙上。

　　来源：淮安县

11.**处方**：川乌、草乌、白芷、防风、细辛各1钱。

　　用法：上药入大曲酒内浸泡一日后，加水四分之一。含漱。

　　来源：淮阴县新渡公社新渡大队

十、目　疾

　1.**处方**：黄连5分。冰片（略研）5厘，人乳半酒杯。

　　用法：将药放入乳汁内浸泡，用时滤取其液装入点眼并内点眼。

　　说明：此方适用于结合膜炎。

　　来源：灌云县人民医院

153

1949

新 中 国
地 方 中 草 药
文 献 研 究
(1949—1979年)

1979

2.**处方**：炉甘石（水飞过）5钱，冰片2分，鲜人乳汁适量。

用法：将炉甘石研至无声为度，加冰片研匀，调乳汁点烂眼处。宜随用随调。

说明：此方适用于烂红眼。

来源：宿迁县大新公社

3.**处方**：胆矾5钱，皂矾5钱，蝉退5钱，银花1两，白矾5钱，羊胆1个，缝衣针7根。

用法：加水放瓦罐内，熬至针化为度，过滤后取水滴眼。同时用菜子油炒猪肝吃。

说明：本方适用于目翳及胬肉。

来源：淮阴县

十一、中耳炎

1.**处方**：金丝荷叶5钱，冰片2分。

用法：将金丝荷叶捣汁，然后将冰片

154

研细加入，滴入耳内。

来源：淮安县、清江市

2. 处方：蚯蚓、白糖。

用法：将蚯蚓放入白糖内化水滴耳。

来源：淮阴县徐溜公社张庄大队

3. 处方：蚯蚓数条（不洗），明矾 2 钱（研末）。

用法：蚯蚓入明矾内数小时即出水。取其水滴耳，一日数次。滴耳前先将耳内脓液拭净。

来源：灌南县小尧公社

4. 处方：核桃仁，冰片少许。

用法：将核桃仁打成泥，用布裹，压取油，和入冰片滴耳内。

来源：沭阳县、灌云县、灌南县

5. 处方：枯矾 1 钱，冰片 1 分。

用法：共研极细粉末，拭净耳内脓水、吹入药粉。

1949

新　中　国
地 方 中 草 药
文　献　研　究
(1949—1979年)

1979

来源：灌云县人民医院

6.处方：石榴花瓣（焙研），冰片少许。

用法：研细末吹耳朵内，先用棉球拭净耳内脓水，每晚吹一次。

来源：宿迁县丁咀公社

7.处方：蛇蜕（焙研末）1钱，冰片5分（研细），麻油5钱。

用法：麻油调药末，每日滴耳一至二次。

来源：灌南县新集公社

8.处方：野韭菜根（土麦冬）适量

用法：捣汁滴耳，日滴数次。

来源：淮阴县高堰公社九堡大队

9.处方：酱茄1个

用法：先取酱茄汁滴入耳内。脓尽后，改用滴耳油滴之。

说明：滴耳油：取核桃仁油加冰片少许和匀即成。

156

来源：淮阴县新渡公社新桥卫生室

10.处方：猪胆（连胆皮的）、枯矾等分。

用法：将猪胆焙干与枯矾共研为细末吹耳内。

来源：泗洪县

11.处方：五倍子适量，白矾末适量。

用法：将整五焙子钻一小孔，再将白矾末装入，火焙研末，吹入耳内。每日一——二次。

来源：泗阳县人民医院

12.处方：硼砂3分，玄明粉3分，朱砂1分，冰片2分。

用法：分别研成极细粉末，然后和匀备用。用时先用棉签将耳内脓液拭净，或用双氧水洗耳，然后用喷粉器将药粉喷入耳内。每日喷药一次。用药期间可停用它药。

157

1949

新 中 国
地 方 中 草 药
文 献 研 究
(1949—1979年)

1979

来源：灌云县人民医院

13.处方：槟榔1两，黄玉金2钱，冰片少许。

用法：上药共研细粉，将耳内脓水拭净。取药粉少许吹入耳内。

来源：灌南县新安公社医院

十二、鼻窦炎

1.处方：鹅不食草（又叫地胡椒，野芫荽）

用法：将鹅不食草塞鼻，要连用多次。

来源：泗洪县

2.处方：老刀豆、苍耳子各等分。

用法：将药炒研成粉，加麦面粉为丸，如弹子大、日服三次、每次二丸。

来源：淮阴县高埝公社九堡大队

3.处方：藿香4两，猪胆汁8钱。

158

用法：将藿香研细末，再将猪胆汁炖熟和入，做成小丸如绿豆大晒干。每服二钱，日服三次。用白糖和开水送服

说明：服药时忌吃辛辣、油腻等品。

来源：灌云县木圩医院

635

1949

新 中 国
地 方 中 草 药
文 献 研 究
(1949—1979年)

1979

皮 肤 科

一、稻田性皮炎

处方：桑叶8两

用法：熬水洗患处，一日一次，连用
五——六天。

来源：淮安县

二、粪 毒

（即钩虫感染引起的皮疹）

1. **处方：**韭菜根适量，新大麦糠适量。

   用法：先用新大麦糠煎水洗浴，再将
   韭菜根捣烂外敷。

   来源：淮安县

2. **处方：**石苇5钱，地肤子1两。

   用法：熬水洗患处，一日一次，连用

160

三天。

来源：淮安县

三、天泡疮

1.处方：海螵蛸适量，冰片少许。

用法：将海螵蛸研细末，加入冰片共研匀、掺于患处。

来源：淮阴县高埝公社九堡大队

2.处方：鲜丝瓜叶

用法：捣烂成糊，外敷局部。

来源：淮阴县新渡卫生室

3.处方：鲜大泡端端（灯笼草果子）

用法：捣烂外敷，亦可为末用麻油调敷。

来源：灌云县白蚬公社医院

四、荨麻疹

1.处方：地肤子3两

1949
新中国
地方中草药
文献研究
(1949—1979年)
1979

用法：水煎服，亦可煎水洗浴。

来源：清江市人民医院

2.**处方**：莴苣皮适量

用法：熬水洗患处。

来源：淮安县

3.**处方**：功劳叶 8 两

用法：分二次煎水内服。

来源：淮安县

4.**处方**：地肤子 3 钱，蝉衣 1 钱，荷叶络 3 钱。

用法：煎汤内服。

来源：淮阴县张集公社

五、带状疱疹

1.**处方**：雄黄 3 钱，枯矾 3 钱。

用法：上药共研细末，用麻油或蛋清调敷患处。

来源：宿迁县来龙公社医院

162

2.**处方**：姜黄适量

　　用法：蘸醋磨汁，涂于患处。

　　来源：淮阴县张集公社

3.**处方**：黑鱼骨适量

　　用法：焙黄研细粉，刺破水泡，敷上

药粉。

　　来源：淮阴县和平医院

六，黄 水 疮

1.**处方**：黄豆2两

　　用法：炒焦研细末，外搽患处。

　　来源：淮安县

2.**处方**：黄瓜秧（去叶）适量

　　用法：晒干后烧炭存性，研成细末，

用麻油调和摊在纸上，敷患处，一日换一

次。

　　来源：淮安县

3.**处方**：桃丹、麻油各等量。

1949

新 中 国
地 方 中 草 药
文 献 研 究
(1949—1979年)

1979

用法：调匀涂患处。

来源：沭阳县汤涧医院

4.处方：槐树条3钱，枯矾3钱。

用法：将槐树条烧炭存性，与枯矾共研细末，麻油调搽患处。

来源：沭阳县东风公社林庄大队

5.处方：青黛3钱，蛤粉6钱，黄柏1钱，枯矾5钱，雄黄1钱，冰片2分。

用法：共研细末，掺患处。

来源：沭阳县十字公社

七，湿　疹

1.处方：豌豆粮8两

用法：加水煎浓，乘热洗患处，每日一次。

来源：淮阴县三树人民医院

2.处方：苍耳子2两，大蒜2两，艾叶1两，食盐5钱。

164

用法： 煎水洗浴，连洗三次。

来源： 泗洪县界集公社童圩保健室

八，麻疯

处方： 鲜苍耳草5斤

用法： 放锅内加水熬去渣，加糖熬成膏，每日服二汤匙，一日三次，开水送服。

说明： 本方适用于瘤型麻疯。

来源： 洪泽县黄集医院

九，癣

1. **处方：** 大皂角3条，醋适量。

 用法： 将皂角外层皮刮去，浸入醋内一星期。然后用醋涂患处，每日1—2次，连续搽一星期，涂药时忌用水洗。

 来源： 淮阴县张集公社

2. **处方：** 雄黄4钱，硫黄8钱。

 用法： 共研细末，麻油调敷，每日

165

1949

新 中 国
地方中草药
文 献 研 究
(1949—1979年)

1979

1－3次。

　　来源：灌云县燕尾医院

　3.处方：秋茴花雷，大蒜各等分。

　　用法：共捣汁，敷患处。

　　来源：灌云县云台医院

　4.处方：羊蹄菜根，白矾少许。

　　用法：共捣烂。敷患处。

　　来源：灌云县

　5.处方：土槿皮2两，元醋4两。

　　用法：将土槿皮研末，入醋内和匀，
外搽患处。一日二次。

　　来源：淮安县

　6.处方：杨树皮、枯凡各等分。

　　用法：将杨树皮焙黑，与枯凡共研细
末，用麻油调敷患处。

　　来源：淮安县

　7.处方：韭菜根1两

　　用法：晒干研末，麻油调 成 膏 搽 患

166

处，隔日换一次。

说明：此方适用于牛皮癣。

来源：淮安县

8.处方：密陀僧粉适量，辣萝卜一个。

用法：将萝卜切开，蘸密陀僧粉擦患处。

来源：淮安县

9.处方：壳树浆适量

用法：搽患处、每日两次。

来源：淮安县

10.处方：斑毛1钱，槟榔3钱，土槿皮5钱，白芷2钱。

用法：将斑毛去翅足，同另二药共研细末、用酒适量浸二星期，涂搽患处，搽药期间忌用水洗。

来源：淮阴县张集公社

11.处方：牛蹄甲1两，驴粪1两。

用法：上药烧存性研末，先将患处擦

1949

新 中 国
地方中草药
文 献 研 究
(1949—1979年)

1979

破，油调外敷。

来源：灌云县白蚬公社医院

十，神经性皮炎

1.处方：松毛（即松树针状叶）雄黄各适量。

用法：将松毛、雄黄与牛粪拌和，置炉内燃烧，以烟熏患处。

来源：灌云县木圩公社医院

2.处方：肉桂5钱，良姜5钱，细辛5钱，斑毛10只，酒精2斤。

用法：将上药浸泡于酒精内，一星期后涂患处，每日2—3次。

来源：灌云县人民医院

十一，秃　疮

1.处方：生半夏适量

用法：研细末，用麻油调敷患处。

168

说明：适用于秃疮落屑流水，經久不愈的。

来源：淮安县

2.处方：癞蛤蟆头 7 个，麻油适量。

用法：将蛤蟆头焙焦，研成细粉，用麻油调涂。

来源：泗洪县界集医院

3.处方：盐卤，吊磨灰。

用法：调和外敷，每日一次。

来源：清江市郊区公社团结大队

4.处方：苦栋子 2 两，菜籽油适量。

用法：苦栋子焙焦研粉，和菜油调匀。先用白矾水将患处洗净，将药外敷。

来源：淮阴县新渡公社

5.处方：黄豆 5 钱，川椒 1 钱，皂矾 1 钱，莲子 5 钱。

用法：将黄豆川椒炒后，同皂矾莲子共研细末，以麻油调匀涂搽。

169

1949

新 中 国
地 方 中 草 药
文 献 研 究
(1949—1979年)

1979

来源：淮阴县高埝公社九堡大队

6.**处方**：漏芦5钱，黄柏3钱。

用法：共研细末，麻油调搽。

来源：淮安县

7.**处方**：苦栋子肉泥4两，明雄黄2钱。

用法：将苦栋去皮核取肉泥，雄黄研细末，共调拌成糊膏状，用时将秃头剃去毛发疮痂，以花椒少许，熬水将头洗净，以膏涂上，一日二次，连涂半月。

来源：泗洪县界集公社李塘大队

8.**处方**：白桑椹子8两，白矾3钱。

用法：先将白矾研细末，同桑椹捣匀涂患处，用药前头发须剃净。

来源：宿迁县丁嘴公社

9.**处方**：蜈蚣10条，雄黄4钱，麻油4两。

用法：蜈蚣炒黄和雄黄共研细末，麻

170

油调和外敷。

来源：泗洪县

十二，鹅掌疯

1.处方：茄子花1把。

用法：捣敷患处。

来源：洪泽县黄集公社

2.处方：芝麻花4两，白糖2两。

用法：将芝麻花捣烂和白糖拌匀，搽患处。

来源：洪泽县黄集医院

3.处方：侧柏叶半斤，大葱白6根。

用法：共捣烂，以桐油1两，黄豆汁一大碗和匀，放罐内炖温洗。

来源：沭阳县红旗公社

4.处方：醋1斤，槐树枝两把，木别子（打碎）5钱。

用法：共煎装入猪尿泡内，稍冷将患

171

1949

新 中 国
地 方 中 草 药
文 献 研 究
(1949—1979年)

1979

手插入猪尿泡内，将尿泡口扎好在手腕上，2—4小时取下。

来源：沭阳县城郊医院

5.处方：川椒5钱，透骨草5钱，豆腐浆水两大碗。

用法：将二药用豆腐浆烧开，待稍凉洗患处。

说明：此方适宜鹅掌疯满手起皮，干燥，裂缝，搔痒者。

来源：灌云县

6.处方：嫩凤仙花叶茎1斤，明矾半斤。

用法：共捣烂加醋一斤，装入猪尿泡（或塑料袋内）将患手插入，把口扎好，2—4小时取下，一昼夜手勿下水。

来源：淮安县

十三，冻 疮

1.处方：棉籽

172

用法：将棉籽烧焦研细，用凡士林调膏，搽患处。

来源：淮阴县高堰公社九堡大队

2.处方：白色狗粪、陈石灰各等分。

用法：将狗粪放瓦上焙至烟尽为度，同陈石灰共研细粉，用麻油调敷。

来源：灌云县白蚬公社

3.处方：柿子皮

用法：将柿子皮炒干研末，用熟菜油调敷患处。

来源：淮阴县高堰公社九堡大队

4.处方：螃蟹壳

用法：烧存性，研极细末，掺于患处。

说明：适用于冻疮已破者。

来源：淮安县

5.处方：冬瓜皮1两，茄根□□□

用法：煎水乘热熏洗，如□□□□，汎

173

1949

新　中　国
地 方 中 草 药
文 献 研 究
(1949—1979年)

1979

后马物敷上。

来源：灌云县燕尾医院

6.**处方**：稻草灰

用法：将陈稻草烧成灰，待凉后装入口袋，将脚放在灰里，一小时左右取去，每日一次。

来源：清江市郊区公社南港大队

7.**处方**：猪蹄壳

用法：烧炭存性，麻油调敷患处。

来源：沭阳县青伊湖公社

8.**处方**：蚌壳、麻油。

用法：蚌壳煅研细末，麻油调敷患处。每日数次。

说明：若溃疡面流水，只敷干粉。

来源：沭阳县钱集公社

十四、皮肤皲裂

处方：苦楝树果适量，鸡爪骨适量。

174

用法：鸡爪骨煅存性研末，先将丝瓜果煎汤洗皲裂处。每日一次，洗后用鸡爪灰敷上。

来源：淮阴县高堰公社

十五、绣球风（阴囊皮炎）

1.**处方**：白茄稭4两

用法：煎水洗患处。每天一次。

来源：泗阳八集公社合兴大队

2.**处方**：苏叶1两

用法：晒干研末，掺患处。每日三次。

来源：洪泽县黄集公社

3.**处方**：蛇床子5钱，土槿皮5钱。

用法：煎水洗患处，每天两次。

4.**处方**：蛇床子4钱，明矾3钱，儿茶2钱。

用法：煎水熏洗，每日一次。

175

1949

新 中 国
地 方 中 草 药
文 献 研 究
(1949—1979年)

1979

来源：宿迁县

5. **处方**：苏叶5钱，大蟹壳2只（打碎）。

用法：熬水洗患处，每日一次，连用5—6天。

说明：此方适用于阴囊湿疹，亦可单用螃蟹壳1两，研粉掺患处，每日三次。

来源：淮安县、洪泽县

6. **处方**：滑石粉5分，轻粉5分，冰片5分。

用法：共研极细末，装入葱管内，放火上烤至葱软为度，取出药粉和麻油调敷患处。

来源：灌云县医院

十六、烂脚丫

1. **处方**：老南瓜蒂

用法：烧灰存性，用麻油调搽。

来源：沭阳县城郊医院

2. **处方**：枯矾适量

176

用法：□□□□ □□□□，□□

次。

来源：□□县人民医院

十七　白癜风

1.处方：白蒺藜□□

用法：研为细末，□□□□□，□□

送吞。一日二次，连服　川．

来源：灌云县白蚬公社医院

2.处方：鳗鱼

用法：熬油外涂。

来源：灌云县小伊公社医院

十八、鸡　眼

1.处方：乌梅1个

用法：乌梅去核，入醋少许捣烂．□□

入盐水少许调匀，于洗脚后、刮去患□□皮

皮，敷药，外用纱布裹好。

1949

新 中 国
地 方 中 草 药
文 献 研 究
(1949—1979年)

1979

来源：淮安县泾口公社

2.**处方**：荸荠1个，荞麦面1两。

用法：共捣成糊，贴鸡眼上，用布包扎好。一周后取下。

来源：沭阳县扎下公社

3.**处方**：石碱少许，石灰适量。

用法：将石碱加水溶化，加入石灰搅拌，调成糊状，敷患处。共敷1—2次。

说明：此方亦可治疗刺窝和赘疣。

来源：淮安县泾口公社

十九、疣

处方：生姜

用法：先将疣子刺破，生姜切片擦之。

来源：沭阳县东风公社林庄大队

178

八 伤

一、毒蛇咬伤

1. 处方：降龙草4两

用法：水煎服。

来源：洪泽县仁和公社

2. 处方：半边莲4两，白酒4两。

用法：将半边莲加水 煎汁服 用粉

白酒冲入，每服2—4汤匙

说明：同时可用半边莲捣烂敷患处

来源：淮安县

二、蜂、蝎、蜈蚣蜇伤

1. 处方：石碱水

用法：洗患处。

来源：清江市城北公社医院

179

1949

新 中 国
地 方 中 草 药
文 献 研 究
(1949—1979年)

1979

2.处方： 鲜马齿苋适量

用法： 揉擦患处。

来源： 宿迁县双庄公社医院

三、蚂蟥入体

1.处方： 蜂蜜（炼成） 2两

用法： 用开水两大碗，和蜜调匀。冷后用。蚂蟥吞入腹内者，则内服。侵入阴道或肛门者，则用注射器把蜜水注入阴道或肛门内。

来源： 淮阴专区人民医院

2.处方： 醋4两

用法： 内服。

说明： 此方治蚂蟥入腹。

来源： 灌云县人民医院

四、煤气中毒

处方： 生萝卜汁1碗

180

用法：不断灌服。

来源：淮阴县高堰公社九堡大队

五、杏仁中毒

处方：杏树根皮1   2两

用法：煎水内服。

来源：泗洪县

六、误吞金属物

处方：整韭菜

用法：炒半熟吃   吃后，金属物随

大便排出。

来源：灌云县

七、诸刺入肉

处方：蝼蛄（土狗）

用法：捣烂涂患处。

来源：灌云县

101

八、刺窝

处方：苘稭灰

用法：将刺窝深挑之后，敷苘稭灰，隔一星期如上法再用，如此三次。

来源：灌云县伊芦医院

182